【五脏中医保健治未病系列】

保健一本通

肾之病

主编 黄政德 李鑫辉

U0335261

中国中医药出版社
·北京·

图书在版编目（CIP）数据

肾病保健一本通 / 黄政德，李鑫辉主编 .—北京：中国中医药出版社，
2020.8

（五脏中医保健治未病系列）

ISBN 978 – 7 – 5132 – 6283 – 5

Ⅰ.①肾…　Ⅱ.①黄…②李…　Ⅲ.①肾病（中医）—防治　Ⅳ.① R256.5

中国版本图书馆 CIP 数据核字（2020）第 110898 号

中国中医药出版社出版

北京经济技术开发区科创十三街 31 号院二区 8 号楼

邮政编码　100176

传真　010-64405750

北京市松源印刷有限公司印刷

各地新华书店经销

开本 710×1000　1/16　印张 18.25　字数 258 千字

2020 年 8 月第 1 版　2020 年 8 月第 1 次印刷

书号　ISBN 978 – 7 – 5132 – 6283 – 5

定价　78.00 元

网址　www.cptcm.com

社 长 热 线　010-64405720

购 书 热 线　010-89535836

维 权 打 假　010-64405753

微信服务号　zgzyycbs

微商城网址　https://kdt.im/LIdUGr

官 方 微 博　http://e.weibo.com/cptcm

天猫旗舰店网址　https://zgzyycbs.tmall.com

如有印装质量问题请与本社出版部联系（010-64405510）

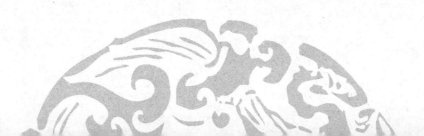

《肾病保健一本通》编委会

主　　编　黄政德　李鑫辉

副 主 编　陈　聪　蔡　莹　廖　菁

编　　委　任　婷　吴若霞　杨艳红
　　　　　周乐晴　秧丽双　邵　乐
　　　　　黄　欢　张昕璐　吴　湘

前言

随着人类社会的发展，人们疾病谱在发生变迁。目前慢性肾脏病（CKD）已经成为人类面临的主要健康问题。慢性肾脏病（CKD）是由多种原因导致的肾脏结构和功能不可逆性改变，可持续数月或数年。据世界卫生组织报道，2012年全球因CKD死亡的人数为864226人（死亡率为1.5%），在全球主要死亡原因中位列第14，CKD已成为人类面临的主要公共健康问题之一。在我国成年人群中慢性肾脏病的患病率为10.8%，据此估计我国现有成年慢性肾脏病患者1.2亿人，而慢性肾脏病的知晓率仅为12.5%。

现代医学认为，肾脏是分泌尿液，排泄废物、毒物的重要器官，能起调节人体电解质浓度、维持酸碱平衡的作用。肾功能受损或逐渐衰退，肾的排泄和调节功效也将会降低。肾功能损害严重时，会发生尿毒症而危及性命。中医对肾的认识，内涵比现代医学解剖之"肾"广泛。它认为肾在人体是一个极其重要而又包涵多种功能的脏器；内藏元阴元阳（肾之阴阳的别称），为水火之宅，是先天之本，生命之根。在整个生命过程中，正是由于肾中精气的盛衰变化，而呈现出生、长、壮、老、已的不同生理状态。中医的肾还与膀胱、骨髓、脑、头发、耳、二阴等构成系统相关。

中医药学在疾病的防治方面形成了未病先防、既病防变和病后防复的科学系统思想。尤其可贵的是注重未病先防，重视精神情志、饮食、劳逸、起居对疾病形成及防治的重大影响。因此，充分发挥中医未病先防、既病防变的优势，积极倡导全民关注自身健康。本书共分三章。第一章论述了肾病与中医的防治基本方法与思维。考虑到在肾病还未形成时期，或形成的早期和中期，临床上很多患者会出现肾脏疾病的早期预警症状，但常被患者和医生忽视，因此，第二章论述了水肿、少尿、多尿、尿频、血尿、蛋白尿、腰痛、高血压等常见肾病症状的中西医发病原因及机制、调理原则、调理方法，在调理方法中，从生活起居、饮食、运动、自我按摩、中医辨证方药等多方面进行调摄，使大众尽早发现身体发出的预警信号，及时调理，预防疾病的发生或在疾病的早期康复。第三章重点论述了常见肾脏疾病的中西医发病病因及机制、诊断依据及常见检查内容，在未病期提示了疾病的早期预警信号、预防原则、预防方法；在既病期论述了疾病的基本症状、诊断依据、常规检查、治疗原则、西医常规治疗、中医辨证治疗及中医其他非药物治疗方法，重点在中医的辨证论治及非药物治疗。本章的预防方法及非药物治疗方法涉及饮食、针灸、按摩、气功、运动、精神调摄等多方面，适用范围广泛，内容通俗易懂，可操作性强，简单明了。

本书旨在对常见肾病症状及常见肾脏疾病做到未病先防、既病防变，融合理论性、科学性、可操作性于一体，体例新颖、特色鲜明、搜罗广远、内容丰富、重点突出、自成体系。本书适合大众，尤其是中老年人、肾脏疾病患者阅读。

黄政德　李鑫辉

2020 年 4 月

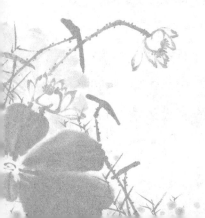

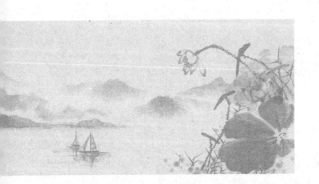

第一章

肾病与中医防治

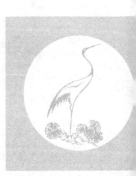

◉ 什么是肾病

肾病指的是肾脏出现疾病状态，即肾脏的功能或者结构出现异常，此时肾脏的正常生理功能活动就会出现异常。肾病时由于大量免疫球蛋白从尿中丢失，患者全身抵抗力下降，使人体极易发生感染，如皮肤感染、泌尿系统感染等。而肾病综合征患者常有高脂血症及血液高凝状态，容易诱发冠心病，发生心肌梗死的概率比正常人高 8 倍。由于其血液呈现高凝状态，患者也易发生血栓。急性肾病易引发急性肾衰，可表现为少尿甚至无尿，肾功能急剧衰退，出现尿毒症的临床表现。肾病的主要表现有三点：一为全身浮肿，开始见于眼睑及颜面，逐渐遍及全身，严重者可有胸腔、腹腔积液及阴囊、阴茎、阴唇水肿，按之多可出现凹陷；二为血压正常或增高；三为少尿或血尿。

肾病分为很多种，根据不同的标准可以分成很多种类型。比如，按照临床表现分型有急性肾小球肾炎、急进性肾小球肾炎、隐匿性肾小球肾炎和慢性肾小球肾炎。按照病理分型来看肾病可以分为轻微性肾小球病变、局灶节段性病变和弥漫性肾小球肾炎等。另外，慢性肾病、紫癜肾病、红斑狼疮肾病、高血压肾病、肾衰、尿毒症又是另外一种分法。按照疾病发展的快慢来说可以分为急性肾病和慢性肾病。

◉ 肾脏小常识

肾脏位于腰部，左右各一个，形状像蚕豆一样。正常成人肾脏长10 ~ 12cm，宽 5 ~ 6cm，厚 3 ~ 4cm，每个肾脏重量为 120 ~ 150g。

肾脏是实实在在的实质器官，没有大的间隙，其内部结构大体上可分为肾实质和肾盂两部分。肾单位是肾脏结构和功能的基本单位，就像建房子的砖头一样，只有砖好才能把房子建好。每个肾脏有 100 万～200 万个肾单位，每个肾单位都由一个肾小体和一条与其相连通的肾小管组成。每个肾小体包括肾小球和肾小囊两部分，肾小球是一团毛细血管网（非常细小的血管）；肾小囊有两层，外层（壁层）与肾小管管壁相通，内层（脏层）紧贴在肾小球毛细血管壁外面，内外两层上皮之间的腔隙称为囊腔，与肾小管管腔相通。肾小管就是一根细管，长而弯曲，分成近球小管、髓袢细段、远球小管三段，其终末部分为集合管，是尿液浓缩的主要部位。肾单位之间有血管和其他组织支撑，称为肾间质。

肾实质可分为肾皮质和肾髓质。在肾脏的横切面上，可见深红色的外层为皮质，浅红色的内层为髓质。皮质包绕髓质，并伸展进入髓质内，形成肾柱；髓质由十几个锥体构成，锥体的尖端称为肾乳头，伸入肾小盏。每个乳头有许多乳头孔，为乳头管的开口，形成筛区，肾内形成的尿液由此进入肾小盏。肾小盏呈漏斗状，每个肾小盏一般包绕 1 个肾乳头，有时包绕 2～3 个。每个肾脏有 7～12 个肾小盏，几个肾小盏组成 1 个肾大盏，几个肾大盏集合成肾盂。肾盂在肾门附近逐渐变小，出肾门移行于输尿管，将尿液排出。肾脏一级一级分级，从最小的一级（肾单位）做到结构和功能的正常，才能使得整个肾脏的结构正常。

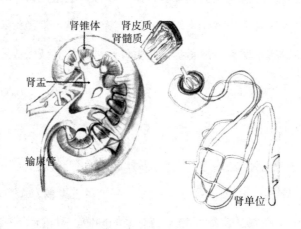

肾锥体　肾皮质　肾髓质

肾盂

输尿管

肾单位

🎐 肾病的发病特点及危险因素

慢性肾病发病特点有"三高""三低"：发病率高、伴发的心血管病患病率高、病死率高；全社会对慢性肾病的知晓率低、防治率低、伴发心血管病的知晓率低。随着我国人群饮食结构和生活习惯的改变，其他的继发性慢性肾病正不断增多。加上我国现有医疗水平尚有限，导致我国慢性肾病的防治工作形势面临严峻挑战。

对于造成肾病的危险因素，大多数肾病是原发性的，包括原发性肾小球肾病，急、慢性肾小球肾炎和急进性肾炎等，其原因是原发因素，包括遗传因素、过敏体质、免疫机制。继发性肾病的原因为：感染、药物（汞、有机金属、青霉胺和海洛因等）、毒素及过敏、肿瘤（肺、胃、结肠、乳腺实体瘤和淋巴瘤等）、系统性红斑狼疮、过敏性紫癜淀粉样变及糖尿病等。除此之外，不良生活习惯，比如不控制体重、高盐饮食、过度饮酒等是引发肾病的重要危险因素。另外，社会心理因素等也是引发肾病的重要因素。

🎐 你必须知道的肾病红色警告

1. 没劲儿

肾功能不好时，很多废物难以从尿液中排出，会出现精神不振、疲惫、乏力等感觉。有些患者会以为是过于劳累，或者是其他原因，而忽视了肾脏问题。

2. 不想吃

厌食，甚至恶心、呕吐，也是肾脏病的常见症状。有些患者总以为这是胃病，觉得没什么事，就搁置不管了。并不知道这可能是肾病的信号，结果耽误了病情。

3. 泡沫尿

尿里有泡沫的原因有多种，比如尿压增高。而肾小球血管通透性增加会使蛋白质漏到尿中，从而引起泡沫尿。

4. 腰痛

肾脏的位置在腰部的脊柱两侧，中医中也说"腰为肾之府"，所以肾脏有病时，会感到腰痛。

5. 尿多尿少

健康的人每天排尿次数为 4 ~ 6 次，尿量 800 ~ 2000mL，假如排尿次数和尿量过多或过少，都有可能是肾脏疾病。

6. 水肿

如果突然出现眼睑、下肢、全身指凹性水肿就要考虑是不是肾病了。

7. 尿蛋白和尿潜血

经常体检来查看尿常规里蛋白和潜血是否为阴性，若出现阳性请及时就医！

8. 贫血

当我们出现贫血时会想当然地认为是血液问题，其实肾脏除了有排泄废物等功能外，还可分泌造血激素，当肾功能受到损害时，也会造成贫血。

◎ 记住肾病防治口诀

防治肾病，除了原发因素之外，更多的是注意自己平常的生活习惯。

防治肾病要从细节做起，掌握这"三十二字方针"：控制体重低盐饮食，戒烟限酒注意卫生，加强锻炼规律作息，淡泊宽宏快乐生活。

这三十二字方针说的是平时要清淡饮食、低盐饮食，保持稳定的体重，如果有肥胖的情况要适当减减肥。不抽烟，酒可以适度地喝一点，平时生活注意饮食卫生，少去外面的饭店吃饭，以防传染病。锻炼是必不可少的，作息也得规律。有一句话一直广为流传，"早睡早起身体好"！只有让身体适应自然环境的变化，才是真正的养生。最重要的一点就是有个好的心态，平时不要与人较真，大动肝火，愉快的生活才是养生之道，有利于疾病的防治。

可别小看这三十二字方针，如果能长期坚持就能降血压、血脂、血糖、血液黏稠度和体重等，能够有效防治肾病。

◎ 您知道肾病在四季发展变化的危险因素吗

1. 夏季

在夏季人们往往喜欢吃烧烤、喝啤酒，会产生过多的尿酸和尿素氮等代谢废物，加重肾脏排泄负担。而大量饮酒容易导致高尿酸血症，这些习惯同时可引起高脂血症等代谢疾病，继而引发肾脏疾病。夏季天气炎热，此时人体的抵抗力下降，很容易患上感冒、糖尿病、红斑狼疮等疾病，而这些疾病的出现都有可能诱发肾炎。夏季人体大量排汗，如果长时间得不到水分补充，尿量就会减少，尿液中携带的废物和毒素的浓度就会增加，容易引发肾结石、肾积水等。

2. 冬春季

冬春时节也是肾病的多发季节，由于天气寒冷，代谢能力减弱，大量的毒素、废物的堆积致使患者的机能出现紊乱，免疫力急剧下降。另外，寒冷的天气容易患上一些常见疾病，轻微的感染即容易诱发肾病。除此之外，冬春季节容易发生雾霾天气，空气中病菌较多，容易诱发感染导致肾病的发生。

◎ 您知道肾脏的"黄金时间"吗

《黄帝内经》说道："病在肾，愈在春，春不愈，甚于长夏，长夏不死，持于秋，起于冬，禁犯焠焕热食温炙衣。肾病者，愈在甲乙，甲乙不愈，甚于戊己，戊己不死，持于庚辛，起于壬癸。肾病者，夜半慧，四季甚，下晡静。"

肾脏有病，愈于春季；若至春季不愈，到长夏时病就加重；如果在长夏不死，到秋季病情就会维持稳定不变状态，到冬季病即复发，应禁食炙爆过热的食物和穿经火烘烤过的衣服。肾有病的人，愈于甲乙日；如果在甲乙日不愈，到戊己日病就加重；如果在戊己日不死，到庚辛日病情就会维持稳定不变状态，到壬癸日病即复发。肾有病的人，在半夜的时候精神爽慧，在一日当中辰、戌、丑、未四个时辰病情加重，在傍晚时便平静安稳了。

另外，肾经最旺之时是酉时（17:00~19:00），肾在酉时进入贮藏精华的阶段，因此在这补肾最为合适。同时，四季之中冬季又是补肾最好时期，此时万物处于藏匿时期。

从中医角度讲，肾五行属水，与冬季相对应，秋冬养阴，肾属于阴脏。在此时应进补温补之品以补充肾气，但应该根据身体需求进补，不可矫枉过正。也就是说，肾应冬季，此时万物处于藏匿状态，最好补养肾脏。傍晚时分也是肾脏功能较好的时候，在此时补肾最为合适。

中医理论认为"夏季通于心，心火与肾水两相既济，心肾功能才能正常"。炎热的气候使心火亢盛，从而使肾水相对不足，这对肾病患者能否安度盛夏影响较大。"慢性肾病属于冬病"，"冬病"是指在冬季容易复发或是加重的疾病。夏季人体内阳气上升、经络通达，肾脏纤维化进展相对缓慢，根据中医"冬病夏治""缓则治其本"的治病原则，肾病患者如能抓住夏季这个治其根本的最佳时机，规范系统地治疗，就能最大限度地开通阻滞，渗透逐瘀，益肾健脾，保肾归原，收到花钱少、见效快、病情稳定后不易复发的理想效果。

◉ 自测肾脏的情况

1. 水肿出现情况

看上去没有水肿但称重时体重上涨（1分）

看上去就已经有水肿但按压没有凹陷（2分）

按压皮肤已有凹陷（3分）

看上去皮肤仿佛要渗出液体（4分）

2. 高血压等级

收缩压 120~140mmHg（1分）

收缩压 140~160mmHg（2分）

收缩压 160 ~ 180mmHg（3分）

3. 尿中的状态

尿液偏黄，未见血丝（1分）

肉眼可以看见尿中带血（2分）

尿中泡沫增多（3分）

以上项目得分越高说明您的肾脏功能越差，得肾病的可能性更高，其病重程度越深，越需要引起重视。

具体来说，3 ~ 4分说明肾功能良好或者轻微功能不良，需要注意自己的生活习惯；5 ~ 7分说明肾功能已经出现问题，需要做更进一步的检查；8 ~ 10分说明肾功能已经出现严重问题，需要寻求医生帮助。

肾病发病隐匿，不易提早发现，并且我国肾病发病率近年来不断攀高。引发肾病的危险因素越来越多，其中更多的是人们的生活习惯。因此，防治肾病应从生活习惯的改变开始，重视肾病的发展。在发现自己有患肾病的症状时，千万不能轻视或者自己乱吃药，一定要寻找专业的帮助，才能有效控制肾病的发展。

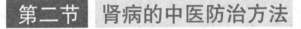

第二节　肾病的中医防治方法

◎ 中医所说的肾

肾位于腰部，左右各一。《素问·脉要精微论》说："腰者肾之府。"就是说，肾位于腰。中医中，肾的主要功能是藏精，主生殖，主生长发育，主水液代谢，主生髓化血，主纳气和促进脏腑气化等多个方面。所以中医所说的肾，既具有现代医学中的泌尿系统的功能，又包涵了生殖、内分泌、神经、循环及呼吸系统等的部分功能。

中医肾的功能源于肾中精、气、阴、阳共同作用的结果，肾中之精气阴阳来源于先天，充实于后天。"先天"即一部分精来源于父母，即"先天之本""后天"是指得到我们平常所吃的饮食水谷之精及五脏六腑之精。而实际上，肾中精气得到先后天的充养，是先后天之精的融合体。因此，保证肾脏功能正常，既要父母所遗传的先天之精充足，也要保证吃得健康，以及身体各脏器功能正常。

◉ 肾脏疾病情志论治

在《素问·阴阳应象大论》说："在脏为肾……在志为恐。"若肾精不足，则心理调节能力下降，稍微受到刺激，则会表现为恐惧不宁，手足无措。反之，若过恐伤肾，也会导致一些肾脏疾病，如遗精、滑胎或大小便失禁等症状，如《灵枢·本神》云："恐惧而不解则伤精，精伤则骨酸痿厥，精时自下。"现代研究表明，中医肾与焦虑症病因、临床表现、发病机制关系密切。

在《素问》中记载："恬惔虚无，真气从之；精神内守，病安从来。"先辈们告诉我们"思想安静、淡泊宁静，则神气内持，邪气不能侵害，病邪不能侵扰"，我们的身体也就更加健康。当然，这里的"静"并不是绝对的静，不能无思无动，清代大养生家曹庭栋说："心不可无所用，非必如槁木，如死灰，方为养生之道。"这里的"静"应该为"清静"，一个人心灵上的"清静"，才是通向健康与长寿的钥匙。所以，人应知足常乐、淡泊名利，不贪、不痴、不怒、不争、不奢、不妄、不嗔，自然能宁心静气，心神得养。下面几首简单歌谣，不妨多读读，细想想。

健康歌

身体健康福之源，早睡早起晨锻炼。户外散步常走动，家务活儿适当干。
日常琐事闭只眼，遇事不钻牛角尖。淡泊远去名和利，心宽午饭体自健。
合理膳食少病患，讲究营养食不偏。少荤多素莫贪肥，戒烟限酒血不黏。
贵在坚持不间断，若能做到寿百年。

多少箴

少饮酒，多吃粥；多茹菜，少食肉；

少开口，多闭目；多梳头，少洗浴；

少群居，多独宿；多收书，少积玉；

少取名，多忍辱；多行善，少干禄；

便宜勿再往，好事不如没。

◉ 饮食有节，先天得养

中医中肾所藏的"先天之精"，是人体生长、发育的根本，所藏的"后天之精"是维持生命的物质基础。"先天生后天，后天养先天"，二者融为一体，形成肾精，发挥肾的正常生理功能。"先天之精"来源于父母，与生俱来。而"后天之精"是人出生后，由脾胃所消化吸收的水谷精微转化。因此，我们在饮食上适当节制，那么肾脏也能得到滋润和濡养。

下面是饮食上对于预防肾病的具体建议：

1. 增加优质蛋白质的摄入量，多吃牛奶、鸡蛋、瘦肉、鸡、鱼和豆类等。

2. 少吃肥肉、荤腥及腌制食品，如虾、蟹、酱菜、香肠等。

3. 少饮酒，少食辛辣食品。

4. 多吃新鲜蔬菜和水果。

5. 多吃清淡少盐的膳食。

6. 吃卫生未变质的食物。

◉ 养肾益精，生活防治

1. 生活中补肾食品

（1）动物肾脏：俗语说"吃哪补哪"。中医中有"取象比类"的说法，"吃哪补哪"在中医中是有一定依据的。而现代研究表明，许多动物肾脏确实有补肾功效。如猪、狗、牛、羊等的肾脏皆有补肾益精的功效。

（2）大豆：《素问·金匮真言论》上说"北方黑色，入通于肾，开窍于二阴，藏精于肾，故病在溪，其味咸，其类水，其畜豕，其谷豆"。中医认为肾在谷为豆，所以吃大豆也是能够补肾的。这也是依据取象比类的原理。一颗大豆形似缩小版肾脏，而大豆作为种子，以形大饱满为佳；肾藏精，也以肾精充实为好。而经过发酵的豆，对肾脏作用更大，如豆豉。

（3）海鲜：肾，其味为咸，海水是咸味的，所以生长在海水中的生物或多或少有着补肾的功效。鱼、虾、贝、海藻等都具有补益肾精的功效，其内所含的锌，于男性是形成睾丸激素的重要成分，于女性能促进生殖器分泌润滑液。海参、章鱼、墨鱼中所含的精氨酸是男性精子的重要形成成分，为强精食品，但是寒湿体质人群不宜多吃。

（4）鸡蛋：鸡蛋入肾经，能补益肾精。鸡蛋为高蛋白食品，在体内能转化为精氨酸，促进男子精子的形成，提高精子的活力，鸡蛋最好蒸着或煮着吃，能减少其营养成分的破坏，补肾壮阳时可将鸡蛋做成蒸鸡蛋羹、煎荷包蛋、带壳煮鸡蛋。

2. 生活中补肾单味中药

（1）枸杞子：枸杞子归肝、肾、肺经，能养肝、滋肾、润肺。枸杞子能治由肾病引起的腰膝酸软、阳痿遗精。枸杞子的最佳食用方法是生吃，医学研究表明，采用"炖、煮、泡"等传统食用方法会破坏枸杞子的大部分营养成分，造成浪费。虽然枸杞子无毒，但感冒发烧、身体有炎症、阴虚内热及内有湿热人群不宜服用；性情急躁，或平日大量摄取肉类导致面泛红光者不宜食用；身体健康者枸杞子吃太多会造成眼睛肿胀、视力模糊；同时糖尿病、高血压患者应慎用枸杞子。

（2）何首乌：何首乌归肝肾经，能补肝肾，强筋骨，益精血。肾之余为发，而肾脏的健康与否常常能通过发质表现出来。人人皆知何首乌有乌发的作用，能治疗须发早白、腰膝酸软、男子遗精、女子带下。生何首乌有毒，一般使用制何首乌。何首乌炮制方法众多，有酒制、蒸制、熟地制等。大便清稀、腹泻、咳嗽咳痰的人不宜食用。

（3）山药：山药归脾、肺、肾经，能补脾养胃，生津益肺，补肾涩精。能治疗肾虚遗精、女子带下、尿频。在将山药切片后应立即放入盐水中，防止氧化变黑。如山药汁液不慎粘在手上奇痒难忍，可用清水加少量醋洗。山药适宜糖尿病患者，但便秘患者不适用。

⚫ 药酒中的养肾之道

1. 鹿茸山药酒

配方：鹿茸 15g，山药 60g，白酒 1000g。

制法：将鹿茸、山药与白酒共置入容器中，密封浸泡 7 天以上便可服用。

功效：补肾固肾。用于面色黄暗、精神不振、肾阳虚弱之遗尿等症状。

2. 健脑补肾酒

配方：核桃仁 300g，枸杞子 200g，女贞子 200g，炒莲子 200g，炒大枣 50g。

制法：装瓶或罐内，加入低度白酒，酒应超过中药约 3cm，每天搅动 1 次，半月后酌加蜂蜜，每天适量饮用。

功效：适用于因肾精亏虚引起的脑髓不充、失眠健忘、头晕耳鸣等症状。

3. 补肾壮阳药酒

配方：老条党参、熟地黄、枸杞子各 20g，沙苑子、淫羊藿、公丁香各 15g，远志 10g，广沉香 6g，荔枝肉 10 个，白酒 1000mL。

制法：将上 9 味捣细碎，入布袋，置容器中，加入白酒，密封，置阴凉干燥处，经 3 昼夜后稍开口，盖一半，再置文火上煮数百沸，取下稍冷后加盖，再放入冷水中拔出火毒，密封后放干燥处，21 日后开封，过滤去渣即成。

功效：补肾壮阳，养肝填精，健脾和胃，延年益寿。

4. 锁阳酒

配方：锁阳 30g，白酒 500mL。

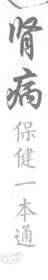

制法：将锁阳浸泡在白酒中，7 天后弃药渣，装瓶饮用。每天 2 次，每次 15 ~ 20mL。

功效：益精壮阳，养血强筋。适用于肾虚阳痿、腰膝无力、遗精滑泄、精血不足等症。

5. 首乌煮酒

配方：何首乌 120g，胡麻仁、当归各 60g，生地黄 80g，白酒 2.5kg。

制法：将何首乌、当归、生地黄切碎，胡麻仁捣烂，共装入绢（布）袋内，扎紧袋口，置于瓦坛中，倒入白酒，加盖，以文火煮沸后离火，凉后密封，置于阴凉处。7 天后启封，取出药袋，静置使之澄明，装入洁净的瓶中备用。

功效：补肾益精，滋阴养血，益寿延年。用于肝肾阴虚、腰膝酸软、须发早白等。

在自制药酒时，可按照中药的相须相使原则，而特别注意的是谨防相恶与相反相配伍。

附：药物的十八反、十九畏歌。

十八反：本草明言十八反，半蒌贝蔹及攻乌，藻戟芫遂俱战草，诸参辛芍叛藜芦。

十八反明确地指出了十八种药物的配伍禁忌，半（半夏）蒌（瓜蒌与天花粉）贝（贝母）蔹（白蔹）及（白及）反乌（川乌、草乌和附子），藻（海藻）戟（大戟）芫（芫花）遂（甘遂）反草（甘草），诸参（人参、党参、沙参、玄参、苦参、丹参）辛（细辛）芍（赤芍、白芍）反藜芦。

十九畏：硫黄原是火中精，朴硝一见便相争，水银莫与砒霜见，狼毒最怕密陀僧，巴豆性烈最为上，偏与牵牛不顺情，丁香莫与郁金见，牙硝难合京三棱，川乌草乌不顺犀，人参最怕五灵脂，官桂善能调冷气，若逢石脂便相欺。大凡修合看顺逆，炮爁炙煿莫相依。

十九畏中记录了硫黄畏朴硝，水银畏砒霜，狼毒畏密陀僧，巴豆畏牵牛，丁香畏郁金，川乌、草乌畏犀角，牙硝畏三棱，官桂畏石脂，人参畏五灵脂。

在自制药酒时，同时也要注意药物的毒性。据我国《医疗用毒性药品管理办法》显示，常见毒性中药有28种：砒石（红砒、白砒）、砒霜、水银、生马钱子、生川乌、生草乌、生白附子、生附子、生半夏、生南星、生巴豆、斑蝥、青娘虫、红娘虫、生甘遂、生狼毒、生藤黄、生千金子、生天仙子、闹阳花、雪上一枝蒿、红升丹、白降丹、蟾酥、洋金花、红粉、轻粉、雄黄。

◉ 中医传统保健，长期防治肾病

1. 穴位按摩

五大穴位按摩，补肾养肾防肾病：

商阳穴，位于人体的手食指末节桡侧，距指甲角 0.1 寸处。刺激该穴具有强精壮阳、延缓衰老之效。可按揉，也可艾灸 3 ~ 5 分钟。

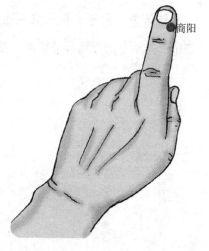

关元穴，位于脐下 3 寸处，具有培元固本、补益下焦的功效，临床上多用于泌尿、生殖疾病。保健的方法主要有温灸和按摩。温灸即点燃艾条将艾条放在扶阳罐中，接触皮肤，每天 3 ~ 5 分钟。

三阴交穴，是肝、脾、肾三条阴经交汇之处，在内踝上四横指处。针灸该穴主治遗精、阳痿、阴茎痛、小便不利、睾丸缩腹等，是治疗男子性功能障碍最常用的穴位之一。因此，经常用手指按摩此穴可增强男子性功能。

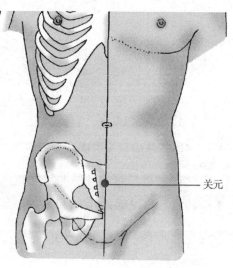

涌泉穴，人体足底穴位，位于足前部凹陷处第2、3趾趾缝纹头端与足跟连线的前三分之一处。《黄帝内经》中说："肾出于涌泉，涌泉者足心也。"就是说肾经之气犹如源泉之水，来源于足下，涌出灌溉周身四肢各处。所以涌泉不只是在养肾方面，还在其他养生、防病、治病等各个方面皆有作用。刺激涌泉穴的方法有很多，主要有三个方面：一是用药物烘烤、熏洗；二是用灸疗、膏贴；三是用各种按摩手法或其他的物理性方法。

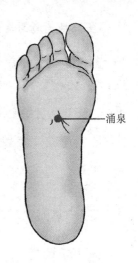

——涌泉

筑宾穴，位于三阴交穴后上方约2寸、小腿肚内侧，归足少阴肾经。临床上常用于治疗精神分裂症、膀胱炎等。适合直接用指尖按压。

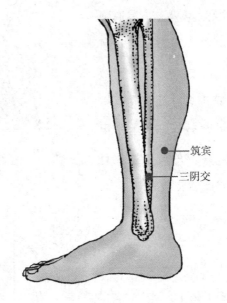

——筑宾
——三阴交

2. 传统保健操

中医传统保健操种类众多，这里主要介绍八段锦。

八段锦是一套独立而完整的功法，简单易学，节省时间，作用显著，老少皆宜。八段锦共分为八段，站式八段锦有"双手托天理三焦，左右开弓似射雕。调理脾胃须单举，五劳七伤向后瞧。摇头摆尾去心火，两手攀足固肾腰，攒拳怒目增气力，背后七颠百病消。"益肾动作主要有"双手托天理三焦""双手攀足固肾腰"。当然，全套动作一齐做才能更好地达到保健效果。

具体功法如下：

（1）双手托天理三焦

动作：自然站立，两足平开，与肩同宽，含胸收腹，腰脊放松。正头平视，口齿轻闭，宁神调息，气沉丹田。双手自体前缓缓举至头顶，翻转掌心向上，极力向上托举，恰似伸懒腰状。同时缓缓抬头上观，要有擎天拄地的神态，此时缓缓吸气。然后两手分开由两侧缓缓落下，微低头，同进配以缓缓呼气。足跟亦随双手的托举而起落。托举6次后，双手沿体前缓缓按至小腹，还原。

作用：通三焦经、心包经，促进全身气血循环，改善各种慢性病症状。

（2）左右开弓似射雕

动作：两脚平行开立，略宽于肩，成马步站式，上体正直。左开弓时，两臂屈于胸前，左臂在前，右臂在后。手握拳，左手食指与拇指呈八字形撑开，左手缓缓向左平推，左臂展直，同时右臂屈肘向右拉回，右拳停于右肋前，拳心朝内，如拉弓状。眼看左手。右开弓时，动作同左开弓，唯左右手动作互换。

作用：疏通肺经，同时治疗腰腿、手臂、头眼部等疾病。

（3）调理脾胃须单举

动作：左手自身前成竖掌向上高举，继而翻掌上撑，指尖向右，同时右掌心向下按，指尖朝前。左手俯掌在身前匀速下落，同时引气血下行，全身随之放松，恢复自然站立。左右手动作交换练习6次。

作用：调和脾胃两经的阴阳，增强人体正气，主治脾胃不和之症。

（4）五劳七伤向后瞧

动作：两脚平行开立，与肩同宽。两臂自然下垂，掌心向前。头颈带动脊柱缓缓向左拧转，眼看后方，同时配合吸气。头颈带动脊柱徐徐向右转，恢复前平视。同时配合呼气，全身放松。左右交替6次。

作用：疏通冲、带二脉及胆经，治疗劳损引起的颈椎和腰椎疾病。

（5）摇头摆尾去心火

动作：马步站立，两手按于膝上，缓缓呼气后拧腰向左，屈身下俯，将余气缓缓呼出。动作不停，头自左下方经体前至右下方，像小勺舀水似的引颈前伸，自右侧慢慢将头抬起，同时配以吸气，拧腰向左，身体恢复马步桩，缓缓深长呼气。左右交替，反复6次。同时全身放松，呼气末尾，两手做节律性掐腰动作数次。

作用：疏通心包经、心经、小肠经，治疗心火旺所致的气血两虚、头昏目眩等症状。

（6）两手攀足固肾腰

动作：两脚平行开立，与肩同宽，两臂前平举，向上伸直举过头顶，屈肘下按至胸前，手掌由腋下反穿至背部，掌心抚背。上体缓缓前倾，两膝保持挺直，同时两掌沿背部、臀部、大腿向下按摩至脚跟，沿脚外侧按摩至脚尖。双臂前平举，带动上体展直。补益肾脏可反覆俯仰4～8次。

作用：疏通肾经和膀胱经，固腰肾，强筋骨，治疗腰酸背痛、手脚麻木、腰膝酸软等症状。

（7）攒拳怒目增气力

动作：两脚开立，成马步桩，两手握拳分置腰间，拳心朝上，两眼睁大。左拳向前方缓缓击出，成立拳或俯拳皆可。击拳时宜微微拧腰向右，左肩随之前顺展拳变掌臂外旋握拳抓回，呈仰拳置于腰间。左右手交替，反复6次。

作用：疏通肝胆经，治疗气血两虚、头昏目眩、头重脚轻，增强臂力、腰力、腿力和眼力。

（8）背后七颠百病消

动作：两足并拢，两腿直立，身体放松，两手臂自然下垂，手指并拢，将两脚跟向上提起，稍作停顿，两脚跟下落着地。周身放松，呼吸自然，反复 7 次。

作用：利用颠足使脊柱得以轻微的伸展和抖动，祛邪扶正，疏通任督二脉，和调气血，消除百病。

◉ "日常小细节"补益肾气

1. 揉耳朵

中医认为，肾开窍于耳，所以经常进行一些耳朵的按摩，可以起到补肾益气、延年养肾的功效。不过按摩耳朵也是有方法的。

一是摩擦耳郭。用掌心前后正反摩擦耳郭 10 次左右，能够疏通经络、振奋脏腑。

二是摩擦耳轮。摩擦耳轮十余次，对头疼头晕很有效果。

三是上下提拉耳朵。提拉耳朵十余次，能有效缓解脾气焦躁，能镇静，止痛，退热等。

四是捏耳垂。将耳垂部向下又向外拉，并按摩耳垂十余次，可防治头晕、眼花、耳鸣、近视等。

五是全耳按摩。从耳三角窝开始按摩耳甲艇、耳甲腔各十余次，可保健内脏。

2. 腰部保暖

中医认为，腰为肾之府。我们在日常生活中注意腰部的保暖，防止寒、风、湿邪侵袭腰部，能够预防很多肾脏疾病及其他疾病。

3. 腰部活动

经常进行腰部活动，比如转转呼啦圈、弯弯腰等，这些运动可以健运命门，补肾纳气。

4. 脚心按摩

脚心的涌泉穴被认为是浊气下降的地方，为肾的首穴。位于足前部凹陷处第 2、3 趾趾缝纹头端与足跟连线的前三分之一处，经常按摩能补益肾精，强身健体，防止早衰。

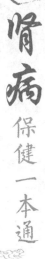
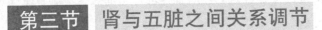
第三节　肾与五脏之间关系调节

◎ 教您了解中医的五脏相关

中医认为，人体是以五脏为中心，以六腑相配合，以气血津液为物质基础，通过经络使脏与脏、脏与腑、腑与腑密切联系，外连五官九窍、四肢百骸等，构成一个有机整体。五脏相关，指的是心、肺、脾、肝、肾五脏各具不同的生理功能和特有的病理变化，但他们之间不是孤立的而是彼此密切联系着的。

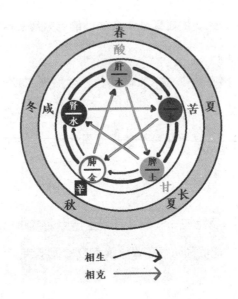

在中医五行生克理论的指导下，脏与脏之间的关系主要表现为相互资生、相互制约的关系。

◎ 肾为先天之本、五脏六腑之根

中医学中的"肾"的概念，不是西医中所描述的解剖学概念，也不是一个单纯的排泄器官。中医认为肾为先天之本、五脏六腑之根，它是一个多脏器、多系统组成的整体的功能单位，它是神经、内分泌、泌尿、生殖等一系列相关生理功能的概括。中医认为，肾为"藏精之所，主骨生髓，开窍于耳，其华在发，五行属水"，肾中精气是构成人体的基本物质，为人体生长、发育、生殖之源，为生命活动之根。肾与心、肝、脾、肺之间存在着密切的关系。

◎ 肾不好，五脏六腑都生病

肾的作用在全身是最重要的。有学者打了个比方：如果把肾比喻成一个"锅炉"，那么身体燃烧后产生的"煤渣"（代谢物）都必须经锅炉排出。一旦"锅炉"出现问题，废物排不出去，不仅会损毁"锅炉"，整个系统也会崩溃。

肾有三大功能，一是生成尿液，维持水液平衡；二是排出人体的代谢物和有毒物质；三是内分泌功能。

正是因为肾有这三大功能，所以肾一出现问题，身体其他部位也会出现问题。肾病早期多为疲劳、乏力，眼睑浮肿、颜面苍白，尿中大量泡沫、排尿疼痛或困难。接下来会产生食欲减退、恶心呕吐、腰痛、夜尿增多、全身水肿、血压升高、呼气带尿味、骨痛、皮肤瘙痒、肌肉震颤、手脚麻木、反应迟钝等。如果严重了，上述各种症状继续加重，同时会导致心、肝、肺等多脏器功能衰竭。

◎ 肾病是"沉默杀手"

最新的流行病学调查显示，慢性肾病已经成为威胁全世界公共健康的主要疾病之一，其患病率甚至高于某些常见癌症。

中国慢性肾病的患病率为 10% 左右，每年因尿毒症死亡者约为 45 万人。与其他危害人类健康的重大疾病相比，慢性肾病可以说是一个沉默的杀手。慢性肾病包括肾炎、肾病综合征、肾功能衰竭、尿毒症等。这些疾病表现得十分隐匿，起病时没有明显症状，不容易引起患者重视，因此许多患者开始就医时就已经发展为肾病的终末期，甚至尿毒症。而避免这种情况的最好办法，就是正确保护好自己的肾。

◉你的肾气足吗

1. 肾气足，人过中年不虚胖

"肾者水脏，主津液"，肾气足，可调节体内水分循环使用并将多余的水分及时排出体外。肾气衰时，体内该排掉的水分不能及时排出，造成腰以下部位虚胖，甚至浮肿。若脸也肿胖，表明已相当严重。补充肾气，人的腰围即可减小，但体重可能不减。这是因为"肾主骨"，人的肾气足了，骨质密度随之增加，体重也会增加。

2. 肾气足，毛发荣光

"肾其华在发。"肾气足，头发浓密而有光泽；肾气不足，头发脱落，发质干枯。所以，治理脱发的根本是养肾。肾气足者，过百岁仍然鹤发童颜。

3. 肾气足，颈直挺，齿坚固

肾主骨，齿为骨之余。肾气足，颈椎自然直挺，人体轻松挺拔；肾气虚，颈椎无力挺直，重则骨质增生。肾气足，牙齿坚固，白而亮，年过80岁也可完好；肾气虚，牙齿松动，甚者40岁左右即脱落。所以，当人到中年出现骨质增生或出现牙齿松动时，不要急于做手术，应从调肾入手，这样既能从根本上解决病患，又可保住牙齿。

4. 肾气足，人不气喘，脸不长色斑

"肾纳肺气，为气之根；肺主皮毛。"肾气足，可接纳肺气，人不会气喘，肺朝百脉可养皮肤；肾气虚，使肺的肃降功能受阻，严重时会气喘，面部易生斑等。肾阳虚者在秋冬季节手脚寒凉，严重者夏季也凉。有此症状者，每年春节过后，脸上即长色斑，也叫"肾锈"。如果在进入秋冬季节时，能调养得手脚温热，并一直保持到夏季，一般情况下全年脸上不长斑。肾气足者面色白亮，皮肤细嫩。肾气虚者面色青白，无光泽。严重的人会因肾虚

不纳肺气，脸色晦暗。

5. 肾气足，更年期可延至 60 岁以后

《黄帝内经》讲：女子四十九（虚）岁天癸枯竭，但善保养者高寿仍可生子。天癸枯竭，指女性体内雌性激素迅速减少。这时，女性容易出现燥热不安，彻夜难眠，甚至狂躁、闭经。这就是女性更年期到来的征兆。如果针对此症，适时滋肾阴、降虚热，不出一个月，女性更年期综合征可减轻或消失，月经停止时间也可能延至 60 岁以后。

6. 肾气足，夫妻生活和谐

已婚女子肾气足，对丈夫温存依恋，是夫妻生活正常的表现。女性肾阳虚者气不能达到私密处，引不起快感，甚者疼痛，导致性欲低下，对性生活反感，容易导致夫妻感情不和。男性肾气不足，年过 40 岁后则会厌倦夫妻房事，影响男性的自信，甚至出现疑心过重现象。

⚛ 心肾相交，水火既济

中医学中的"肾"为水脏，主藏精；而心为火脏，主藏神。两脏互相作用，互相制约，以维持正常的生理活动。人体在生理上，位于上的心火，下降于肾，以助肾阳，使肾水不寒；而居于下之肾水，则上济于心，以滋心阴，使心火不亢。如此，使心肾协调，故称之为"心肾相交"，或水火既济。在病理上，若心火不能下降于肾而独亢于上，或肾水不能上济于心而凝聚于下，皆可导致心肾的关系失常，而见心烦惊悸、失眠多梦、腰膝酸软，或见男子遗精、女子梦交等症，称为"心肾不交"，或"水火失济"。肾藏精，心藏神，精是神志活动的物质基础。故精与神的关系，主要表现在，精能养神，而神能御精。肾精充足，则心神得养，则神思敏捷，神志正常；若肾精亏虚，心失所养，则见虚烦少眠、惊悸健忘等症。

心脏和肾脏关系密切，有心脏病的患者时间久了多数都有肾脏病，肾脏病时间久了也都有心脏病。据统计，终末期肾脏病患者左室肥厚和冠脉病变发生率分别为 75% 和 40%；在透析和肾移植患者中，死于心血管疾病的

患者占 50% 以上。

◉ 养心护肾，中医食疗方来帮忙

现代人很多都特别重视养生，比如很容易"上火"的体质，会伴有明显的咽喉肿痛、口舌生疮，脸上多有痘痘。接触过中医的人，多选择刮痧，既可以祛火气，又可以促进新陈代谢，排毒养颜，是首选的绿色疗法。但是有上火的同时，人们往往多有明显的睡眠差，轻者夜卧不安，重者多失眠，遇到这种情况怎么办？或是既有火又怕冷，怎么办？

一个食疗方，虽然只有两味药，但功效十分了得！既可以泡茶喝，又可以煮粥，最关键的是调护心肾，平衡人体阴阳。

茶饮方：黄柏 3g，肉桂 3g（二味药泡茶喝）。黄柏清热解毒泻火，清泻在上之心火，治疗口腔溃疡，心烦易怒，口舌生疮，小便黄，大便干等各种上火症状。之所以用黄柏，主要是因为它不仅降火，而且将火"收纳于肾"。而肉桂具有引火归元的作用，在上之火归于下，则火自然消！

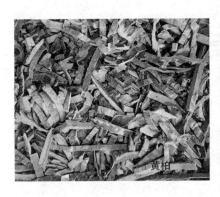
黄柏

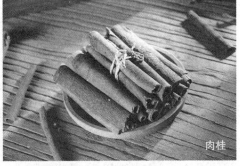
肉桂

◉ 肺肾相生："母子"和谐相处身体才会安康

肺属金，肾属水，金生水，故肺肾关系称之为金水相生。肺主呼气，肾主纳气。人体的呼吸运动，虽然由肺所主，但需要肾的纳气作用来协调。只有肾气充盛，吸入之气才能经过肺之肃降，而下纳于肾，肺肾相互配合，共同完成呼吸的生理活动。肺通调水道，为水之上源，肾主水。在水液代谢过程中，肺与肾之间存在着标和本的关系，肺主行水而通调水道，水液只有经过肺的宣发和肃降，才能是精微津液布散到全身各个组织器官中去，浊液下归于肾而输入膀胱。肺与肾之间的阴液也是互相资生的，肺属金，肾属水，金能生水，肺阴充足，下输于肾，肾阴充盈，保证肾的功能旺盛；水能润金，肾阴为诸阴之本，肾阴充足，上滋于肺，保证肺气充盛。

肺肾之间在病理上的相互影响，主要表现在呼吸异常、水液代谢失调和阴液亏损方面，出现肺肾阴虚和肺肾气虚等肺肾两虚之候。

◉冬虫夏草益肺肾

冬虫夏草简称虫草，是麦角菌科植物冬虫夏草菌的子座及其寄主蝙蝠蛾科昆虫绿蝙蝠蛾幼虫的尸体，这也算得上是动植物的复合体。虫草产于山区，是四川、青海、西藏、云南的特产。味甘性温，以补肺、肾著称，治疗因肾虚、肺气不足引起的虚喘劳咳，痰中带血、腰酸腿困、阳痿遗精等症。《药性考》称"秘精益气，专补命门"。《本草纲目》称"填骨髓，长肌肉，生精血，补五脏"。《本草纲目拾遗》称"保肺气，实腠理"。

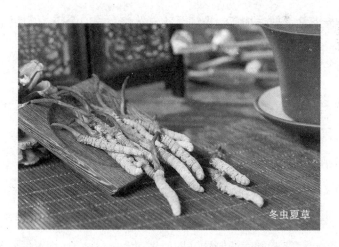

冬虫夏草

冬虫夏草四分之一的重量是蛋白质，含有丰富的游离氨基酸、多糖、微量元素、维生素 B_{12}、冬虫夏草素等。经药理实验研究发现，虫草具有良好的免疫调节功能；也有研究发现，虫草对小鼠骨髓造血功能及血小板的生成有促进作用，这对减轻放化疗的不良反应有利。

虫草有多种吃法，作为煎剂每日可用 3～9g，可与其他中药同煎，也可单独浸泡后蒸煮。可入丸散，也可泡酒。虫草腹部有足 8 对，应选肥满亮泽者，其断面为黄白色，味微香微酸者为佳，选购时需认真辨别真伪。补益肺气时可与百合、沙参同用，配合五味子、枸杞子、杜仲可加强补肾作用。

用虫草制作的食疗药膳方举例如下：

补肾壮骨方：用于因肾阳虚损引起的腰膝酸软、下肢无力、头晕目眩、手足不温等症。猪或羊腔骨 500g，文火炖熟；虫草 20g 去灰渣，清水漂洗干净；桂圆 50g，文火共炖，酌加调料即可。

益肺平喘方：用于因肾不纳气、肺气虚损引起的久咳不愈、气短喘息、腰酸腿软等症。老鸭一只慢火炖熟，虫草 30g，百合 100g，黑木耳 50g，先泡 1 小时后加入，文火慢炖半小时，酌加调料，吃肉喝汤。

养血补气方：用于气血双亏引起的面色萎黄、气短乏力、头晕目眩，或放化疗引起的血象偏低。柴鸡一只慢火炖熟，大枣 50g，花生 100g，虫草 30g，先泡 2 小时后加入，再炖至花生熟软，酌加调料，吃肉喝汤。

◉ 脾肾相济：二脏安和，则百病不生

脾为后天之本，肾为先天之本，脾与肾的关系是后天与先天的关系。后天与先天是相互资助促进的。脾主运化水谷精微，化生气血，为后天之本；肾藏精，主命门真火，为先天之本。脾的运化，必须得肾阳的温煦蒸化；肾精又需要脾运化水谷精微的不断补充，才能充盛。脾主运化水湿，须有肾阳的温煦蒸化；肾主水，司关门开阖，使水液的吸收和排泄正常。但这种开阖作用，又赖脾气的制约，即所谓"土能制水"。脾肾两脏相互协作，共同完成水液的新陈代谢。

脾与肾在病理上相互影响，互为因果。如肾阳不足，不能温煦脾阳，致脾阳不振或脾阳久虚，进而损及肾阳，引起肾阳亦虚，二者最终均可导致

脾肾阳虚。临床上主要表现在消化机能失调和水液代谢紊乱方面。

◎ 自制栗子核桃糕补脾肾

人到中年，常会出现腰膝酸软、肢体困乏等症状。中医认为，这些症状是由肾虚、脾虚引起的。俗话说，药补不如食补。因此，出现上述症状的人可多吃一些具有补肾健脾作用的食物，如核桃、栗子、山药、牛筋等，也可在家自制栗子核桃糕经常食用。

取糯米粉500g，熟栗子500g，红枣150g，核桃仁、白芝麻各10g，糖桂花5g。将熟栗子、核桃仁碾成泥；红枣去核，切碎，与糖桂花、白芝麻混匀备用。糯米粉加适量凉水拌湿，以手抓感觉潮湿，但仍是散粉状为宜（需注意，加凉水要少量多次，用手搅拌，使得水与糯米粉充分结合，没有面疙瘩为宜）。蒸锅烧开，铺上笼布，然后将一半湿糯米粉均匀撒在笼布上，接着将提前准备好的馅料撒在上面，最后将剩下的糯米粉均匀撒在上面。大火蒸20分钟，出锅后放温或凉时切成条食用。

制作栗子核桃糕的主料糯米粉是补脾佳品；栗子自古以来就被医家视为补肾健脾之品；核桃仁温补脾肾；白芝麻补肾益精；大枣健脾、补气血；糖桂花则起到调味的作用。经常食用几种食材一起制成的栗子核桃糕，可起到补脾益肾的作用，对中老年人腰膝酸软、倦怠乏力等症均有一定的疗效。需要注意的是，栗子、红枣、糖桂花含糖量都很高，所以不适宜糖尿病患者食用。

◎ 肝肾同源，精血互生

肝藏血，肾藏精；肝主疏泄，肾主闭藏，肝肾之间的关系称之为肝肾同源。肝血需要依赖肾精的滋养，肾精又需肝血不断的补充，两者互相依存，互相资生。正是由于肾水的滋养，肝木才能正常成长。这在自然界也是显而易见的，树木都是依靠水才能生长的。肝的疏泄与肾的闭藏是相反相成的，肝气疏泄可使肾气闭藏而开阖有度，肾气闭藏又可制约肝的疏泄太过，也可助其疏泄不及。

在病理上，精与血的病变亦常相互影响。如肾精不足，可导致肝血亏虚。反之，肝血亏虚，又可影响肾精的生成。若肾阴不足，肝失滋养，可引起肝阴不足，导致肝阳偏亢或肝风内动的证候，如眩晕、耳鸣、震颤、麻木、抽搐等。如肝阴不足，也可导致肾阴的亏虚，而致相火偏亢。反之，肝火太盛也可下劫肾阴，形成肾阴不足的病理变化。若藏泄失调，则可出现女子月经周期的失常，经量过多，或闭经；男子遗精滑泄，或阳强不泄等症。

⊛晚上锻炼，帮助调节肝肾功能

研究表明，清晨 6 ~ 8 时，是缺血性心脏病、癌症、肺源性心脏病等一些严重疾病患者死亡的高峰期；中午 12 ~ 13 时，肝脏进入休息阶段，精力开始下降，容易出现疲倦感；下午 6 ~ 8 时，血压开始升高，情绪不稳定。这说明人体会随着生物节律的改变而变化，以上三个时段是人体进行自我保健的关键时刻。因此，科学地利用好这三个时段，对于保护身心健康具有极其重要的意义。

为什么晚调肝肾呢？我们知道，西医验血都验早晨起来的血。这说明肝肾夜里代谢最旺盛。肝肾代谢越好，排毒解毒能力越强，身体越好。一旦代谢不好了，血液里脏东西太多了，什么血脂高、胆固醇高、转氨酶高等毛病就都出来了。怎么来保护肝肾，来加强它的代谢能力呢？

教您一招：每天晚上热水泡脚，在泡脚的时候您手别闲着，两手握拳，用拳背平行脊柱上下反复搓肾俞穴。通过经络刺激肾脏，让肾脏兴奋起来。调完肾了，泡完脚了，该上床睡觉了。躺在床上，先别睡，保护保护肝。怎么护肝？很简单，仰卧在床上，双手上下重叠，男士左手在下，女士右手在下。从肝区这儿开始，按着肚子，稍微用点力，顺时针往下转，转 2 ~ 3 圈，转到腹部的底部，连续 5 次；再从腹腔上部向下至腹腔的底部，平推 5 次。顺时针转 5 次，加上平推 5 次，这叫一组，每天晚上做 10 组。

第四节 四季调肾保健康

◉ 顺应四时防肾病

中医学十分重视人与自然环境的关系，"人与天地相参，与日月相应"，早在两千多年前的《黄帝内经》中就有关于天人相应的记载。"春生、夏长、秋收、冬藏是气之常也，人亦应之"，意思是人的生活规律应该与自然界天地日月的变化相同步。所以养肾要与天地相呼应，起承转合，并顺应其阴阳的消长变化。

◉ 春季养肾重阳气生发

春季为立春之日起到立夏之日止，包括立春、雨水、惊蛰、春分、清明、谷雨六个节气。在人们心目中，春是温暖的，是生长播种的季节，是万物生发的季节，在《黄帝内经》中春天被描述为"春三月，此谓发陈，天地俱生，万物以荣。"

春天寒冷消退，春风送暖，草木萌发，阳气发动，万物复苏，生机勃勃，体内阳气也自然而然地向上向外舒发。因此，我们在春天可以感受到自身气血的翻腾、手脚心发热等，冬天那些厚的衣服再也穿不住了。中医认为人体阳气根源于肾精。此时人体阳气不断地向外生发，我们更要注意保护。所以，春季养生必须掌握春令之气升发舒畅的特点，注意保护体内的阳气，使之不断充沛、逐渐旺盛起来。这也是所谓"春夏养阳"的意思。

在调摄作息上，要适应春天升发阳气的特点。《黄帝内经》中这样写道："夜卧早起，广步于庭，被发缓形，以使志生。"首先要"夜卧早起"。动为阳，静为阴，春天重在阳气的生发，不能总睡觉来阻碍身体气机的生发，所以要顺应自然，可以晚一些睡觉，早一点起床，适当地少睡。"被发缓形"意思是披散着头发，解开衣带，最好是穿着宽松的衣服，使身体舒缓，在庭院中漫步，这样做就是为了达到下一个目的"以使志生"，中医讲"肾藏志"。所以春天要好好保养肾精，在情志上要精神愉快，保持开阔的胸襟。

◉ 春季养肾，上薄下厚着春衣

中国的春天，天气渐暖，衣服宜渐减，不可顿减，否则容易受寒。常言道"春捂秋冻"，所以对于冷暖变化大的春天而言，捂着点比较好。到了春天的时候，身体的阳气要升发，气血就要从里面向外走，毛孔是从闭合向开放走，如果这时候你多穿一点衣服的话，有助于毛孔的张开。但也不是说把自己全身捂得严严实实的，具体怎么穿呢，还是有讲究的。

中医主张春季是由阴向阳的过渡阶段，阳气逐渐上升，阴气回落，而阴气多自下而起，所以这个时候穿衣，最好是"下厚上薄"，上薄有利于春季阳气的散发，下厚防止阳气散发过多，导致阴气侵袭。《老老恒言》对此观点表示赞同："春冻未泮，下体宁过于暖，上体无妨略减。"

乍暖还寒的早春，通常人体的下半身血液循环要比上半身差，很容易受到风寒的侵袭，因此也就多是"寒自脚下生"。如果春季不注意下半身保暖，天一热就急忙减衣服，稍不注意就会受凉、感冒、发烧，甚至还会在上年纪之后出现膝关节疼痛等。

春捂重下身，还须加强下半身的锻炼，以促进血液循环。可以采取按摩脚等方法进行锻炼。具体方法是：双手紧抱一侧大腿根，稍用力从大腿根向下按摩直到足踝，再从足踝往回按摩至大腿根。同样方法再按摩另一条腿，重复10～15遍。此外，还可采用甩腿、揉揉肚、扭膝、泡足等方法来"捂"下身。

◉ 春季养肾，培补肾阳的食物是首选

食养优于药治，取用方便，顺应自然，应用广泛，老少皆宜。春季万

物生发之始，阳气发越之季，应少食油腻之物，以免助外邪。如唐代孙思邈在《备急千金要方》中说："春七十二日，省酸增甘，以养脾气。"就是说春季饮食应少吃酸味，多吃甜味以养脾脏之气。因此，春季食养治疗肾病，必须选择春季常见的药食兼优的食物，注重培补肾阳的食物，以充实人体的阳气，增强抵抗力，抗御风邪。

春天的韭菜就是一个很好的补肾之食材。我们都知道，韭菜味甘、辛，性温，无毒。有健胃、止汗固涩、补肾助阳、固精等功效，所以又叫"起阳草"。

推荐食疗方：核桃仁炒韭菜。

具体做法：核桃仁50g，韭菜、香油、食盐各适量。将核桃仁用香油炸黄，将韭菜洗净，切成段后，与核桃仁一同翻炒，调入食盐即可。此方具有补肾助阳的作用。

◎ 春季养肾须防风

春季以风气主令，风为百病之长。风邪从口鼻或从皮毛侵入人体变生诸病，而风邪既可单独作为致病因素，也常与其他邪气兼夹为病。从现代医学角度说，则是致病的微生物、细菌、病毒等容易侵袭人体，如伤人上部，则会出现伤风感冒中常见的头项疼痛、鼻塞、流涕、咽喉痒痛等症状。

风邪夹寒，或寒邪夹风而成风寒之邪，若遇体质之虚或防护失慎之时，则可引起肾风等病症。肾风是临床常见病、多发病，也是肾之本气自病，对应现代医学的原发性肾小球疾病，常以急性、慢性作为基本分类，其急者为实，虚者少见。本病一年四季皆可发生，尤以春、冬两季为多。因春有风邪，善开腠理，伤卫则邪易入；冬有寒邪，寒善伤阳，阳伤则卫气不固，腠理开，邪气易侵。

◎ 夏季养肾，消暑勿忘保阳

夏季为立夏之日起到立秋之日止，包括立夏、小满、芒种、夏至、小暑、大暑六个节气。立夏时节炎暑将临，气温升高，雷雨增多，农作物生长渐旺。夏季是一年中阳气最盛的季节，万物在此时生机最旺盛。夏季主阳，是阳升之极，阳气盛，气温高，人体阳气运行畅达于外，气血趋向于体表。这是防病治病、养生保健、治疗宿疾和调补人体的最佳时机，如冬病夏治。但是，随着气温的升高，人体新陈代谢的加快，毛孔全部舒张，汗液不断流出，再加之酷暑之时，人们比较喜欢吃凉的东西、吹空调等，这些都会耗损我们的阳气。在夏季该怎么消暑养生呢？《黄帝内经》说："夏三月，此谓蕃秀，天地气交，万物华实，夜卧早起，无厌于日，使志无怒。"

这里将夏季的特点和如何调理身体与情志说得很清楚，夏季是万物繁荣秀丽的时候，对养生来说，人们要顺应自然养长之道，晚点睡早点起，并且不要对夏天的热与昼长夜短等产生厌恶的情绪，保持心情愉快，不要发怒，使气机宣畅、通泻自如。早起晚睡，顺应阴阳的消长变化。

古人有"春夏养阳"之说，就是说在夏天调补时偏于温补人体的阳气。在春夏之际，给予恰当的食物，如韭菜、芥菜、葱、姜、辣椒等，也可选用鲜荔枝、杨梅、桂圆、大枣等温性的食材水果来调治和保养，往往能收到很好的效果。

◉酷夏养肾须防感染

夏季暑邪当令，暑为阳邪，其性炎热。暑邪伤人，多出现如壮热、心烦、面赤、口渴引饮、汗出不止、尿黄、便结、脉洪大等一系列阳热证候。暑邪伤津耗气，人体的抵抗力也随之下降，容易患上呼吸道感染，或因链球菌感染导致急性肾炎。

泌尿系感染引发的肾炎在夏季也多有发生，夏日水上活动是消暑纳凉的好方法，但泳池中的微生物是泌尿系感染引发肾炎的因素。游泳很容易把细菌带入尿道，引起感染，最后导致肾炎的发生。尤其是女性，由于特殊的生理结构，易造成泌尿系逆行感染。肾病患者切忌，更不可去不洁的江、河水中游泳。

◉夏季，肾病患者不可贪吃含糖量高的水果

夏季瓜果品种繁多，但如果多吃含糖量高的水果，易引起糖尿病肾病。西瓜虽是夏季的当季水果，可利尿消肿，清热消暑，但多食则小便过频，亦会增加肾脏负担，肾病综合征患者切不可多食。因此，夏季控制日常饮食中的糖分，避免瓜果糖分在体内的累积，造成疾病的潜在危机。

◉秋季养肾，少食辛辣以滋阴

秋季从立秋之日起到立冬之日止，经历立秋、处暑、白露、秋分、寒露、霜降六个节气。秋天是肃杀的季节，秋季天高气爽，月明风清，气温由最热逐渐下降，也就是说，由热转凉进入"阳消阴长"过渡阶段。"阳消阴长"是指阳气逐渐收敛，阴气逐渐充盛。秋季万物成熟，硕果累累，为收藏之时。人体的生理活动应顺应自然，强调"秋冬养阴"，秋天必须保养体内阴气，不能耗精伤阴，为来年的阳气生发做足准备。我们知道人体的精气是由肾供养的，这个时候若不养肾，导致精气不足，反而伤阴。

秋为金秋，肺在五行中属金，故肺气与金秋之气相应。"金秋之时，燥气当令"，其气候特点为干燥，也就是人们常说的"秋燥"。燥邪伤人，容易耗人津液，人体会出现口干、唇干、鼻燥、咽干及大便干结、皮肤干燥等症状。燥邪伤肺，容易发生咳嗽或干咳无痰、口舌干燥等症，故在饮食调养上要以防燥伤阴、滋阴润燥为准则。故应尽量少吃辛辣之品，多吃芝麻、核桃、蜂蜜、百合、麦冬等食物，可以起到滋阴的作用。

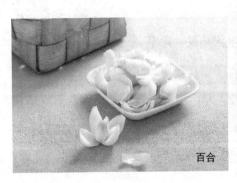

百合

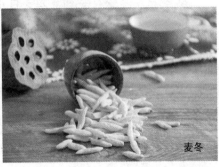

麦冬

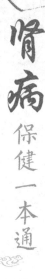

◎秋燥养肾，春捂秋冻以滋阴养津

"春捂秋冻"是民间的一句俗语，意思是春季气温刚转暖，乍暖还寒，温差较大，因此不要过早脱掉棉衣；秋季气温稍凉爽，不要过早过多地增加衣服，适度地"冻"一下，有助于锻炼耐寒能力。

秋季是气候由热转凉的时候，人体肌表也处于疏泄与致密交替之际。此时，阴气初生而未盛，阳气始减而未衰，故气温开始逐渐下降，人体阳气也开始收敛。此时若能适当接受一些冷空气的刺激，不但有利于肌表的致密，而且还能增强人的抗寒能力。因此，在初秋虽气候转凉，但秋风拂面不冻身，故不要一下子穿太多，可以有意让身体"冻一冻"，使身体的防御机能得到锻炼。

◎秋季养肾，还须防湿

秋季虽是燥气当令，但也不可忽视湿邪。秋季肾病也因长夏湿困影响而发生发展。湿热之邪致病，多在长夏之时，以其正值夏秋之交，由于初秋夏热余气未消，湿邪袭人，入里化热而成为湿热之邪，常常导致肾病的发生。湿热为患，可出现水肿之病。此时体内水液代谢障碍，饮食水谷不化而内聚成湿浊，郁结化热，内外相合，久则伤阴。所以在治疗时可配合一些清化湿热药，如藿香、砂仁、白豆蔻、茯苓、薏苡仁、滑石等。

◎冬寒养肾，调和气血，补肾正当时

冬季为立冬之日起到立春之日止，包括立冬、小雪、大雪、冬至、小寒、大寒六个节气。冬季是万物生机潜伏闭藏的季节，此时天寒地冻，万物凋零，大多动物都纷纷回归巢穴，进入冬眠状态中，自然界一派萧条零落之景。《黄帝内经》认为肾应冬季，寒为阴邪，易伤阳气，由于人身阳气根源于肾，所以寒邪最易中伤肾阳。所以，数九严冬，若想御寒，首当养肾。

冬季该怎么养肾？《黄帝内经》说："冬三月，此谓闭藏，水冰地坼，

无扰乎阳，早卧晚起，必待日光，使志若伏若匿，若有私意，若已有得，去寒就温，无泄皮肤，使气亟夺，此冬季之应，养藏之道也。"意思是说，冬天是一年中最冷的季节，万物潜藏蛰伏，人也应该早睡晚起，早睡以养阳气，晚起以待日光，不轻易扰动阳气，不过多操劳，使神志深藏于内，安静自如。要躲避寒冷，避免过多的身体暴露在寒冷空气之中，不要使皮肤腠理开泄而耗伤阳气。注意心理调摄，使自己的情绪稳定，遇事保持冷静，不轻易发怒，以免扰动阳气。

冬季寒冷，需要养生，可遵循"虚则补之，寒则温之"的原则。饮食宜温补，因为为了抵御寒冷，就要进食高热量食品，以保证足够的能量，维持机体正常的新陈代谢。在膳食中，多吃温性、热性，特别是温补肾阳的食物进行温补和调养，滋养五脏，扶正固本，培育元阳。

如果冬季怕冷，建议最好适当补充一些含钙高和含铁高的食物，含钙高的食物主要包括牛奶、豆制品、海带、紫菜、鱼虾等；含铁高的食物则主要是动物血制品、蛋黄、猪肝、芝麻、红枣等；如果气虚则可以用黄芪、人参、西洋参、白术、山药等大补元气；如果是血虚，可以用当归、熟地黄、何首乌、阿胶、白芍等；如果是阳虚者可用鹿茸、巴戟天、杜仲、菟丝子、肉苁蓉等；阴虚者可服用枸杞子、百合、北沙参、玉竹、女贞子等这些滋阴益肾之品。

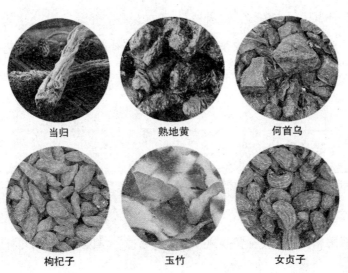

当归　　　　　　熟地黄　　　　　　何首乌

枸杞子　　　　　　玉竹　　　　　　女贞子

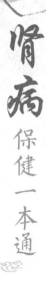

◎冬季谨防"寒喜中肾"

"寒气通于肾",肾为寒水之脏,寒邪与肾脏,二者同气相求,有"寒喜中肾"的说法。如体质虚弱或防护不慎时,遇到风邪夹寒,或寒邪夹风而成为风寒之邪,可引起肾风等病证。

中医认为,冬季人体阳气收藏,气血趋向于里,皮肤致密,水湿不能从体表外泄,经肾、膀胱的气化,少部分变为津液而散布周身,大部分化为水,下注膀胱成为尿液,无形中就加重了肾脏的负担。因此,到了冬季,肾脏疾病,如肾小球肾炎、肾盂肾炎、尿失禁等病就容易发生、复发或加重。寒邪为阴邪,易伤阳气;寒邪侵袭于肾,致肾阳虚衰,出现水肿、痰饮等病变。所以冬季一定要防止"中寒"。

第五节 高端理论,献给"发烧友"

肾者主蛰,乃封藏之本。肾所封藏的便是人体内之精,精是构成人体和维持人体生命活动的基本物质。药王孙思邈有言:"精少则病,精尽则死,不可不思,不可不慎。"以此可见藏精的重要性,因精藏于肾,故世人皆知补肾。但事实上,与其说是"补肾",不如说是"养肾"。大道至简,医者亦不离此,养肾实易,并不必那么多补品,甚至补得过多,反而弄巧成拙。只有依靠中医理论的整体观念和辨证论治,顺乎天命,才能更系统地达到养肾的目的。

◎纷繁广告的陷阱

肾病多虚固是没错,其治则治法亦以补为主,而广告又常将补肾与提升男性性功能直接画等号,以此来吸引眼球,扩大利益。再加之民间自古流传的补肾思想,从而使补肾脱离了原先的轨道。错误地"迷信"补肾能解决一切男性生殖问题，比如下焦湿热、男性不育、阳痿、早泄之类。而事实上，治则治法应与辨证结果一致。不是所有的肾虚都吃六味地黄丸！不是所有的男性问题都是六味地黄丸能解决的！虽说肾病多虚，但绝不可胡乱补肾！例如，六味地黄丸是补肾阴的良药，若一位患者辨证为肾阳虚，那再吃六味地黄丸则是南辕北辙！

尤其在当下信息化时代，若患者不能练就一双火眼金睛，很容易被广告带入不良产业链，花许多钱而收效甚微，甚至使疾病恶化。然而，正如俗话所说："病急乱投医。"由于患者迫切希望痊愈，从而容易丧失对真假的鉴别力，而有时抱着试试看的心态也容易让患者陷入这张精心编织的陷阱。

潜藏更深的还有利用患者的生殖崇拜心理与对生殖的羞于启齿，从而过分地鼓吹疗效，患者极易被带入圈套，以致花了钱看不好病。

因此，治疗肾病，不能一味补肾，而应该经过辨证论治与整体观念，找到疾病当前阶段疾病的性质、疾病的病位和疾病发展的趋势，进而确定治疗方案。若随心进补，随意吃补药，效果往往与预期相反，甚至加重病情。所以，大家练就一双火眼金睛，鉴别广告真伪，不乱吃药。只有吃好药，吃对药才能达到养肾的作用！

◉ 辨证论治，根本上解决乱吃药问题

病，即疾病的简称，疾病反映的是一种病理全过程的总体病性、特征和规律，如感冒、胸痹等皆属疾病概念。致病邪气作用于人体，人体正气与邪气相抗争，引起机体阴阳失调，脏腑形体损伤，生理机能失常或心理活动障碍，从而体现于在一个完整的生命过程中，始终存在着损伤障碍与修复、调节的矛盾斗争过程，即邪正斗争。我们可以这样概括：病是一个有别于正常生命活动的生命过程。

而"证"，作为中医的根本，与病是有根本区别的。证，是疾病过程中某一阶段或是某一类型的病证概括。一般由一组相对固定的，有内在联系的，能揭示疾病某一阶段或是某一类型病变本质的症状和体征构成。症状

是患者的自身感受，如头痛、腰酸。体征则为医生通过四诊收集的病情资料。证能揭示病变的机理和发展趋势，中医学将其作为确定治法、处方遣药的依据。从而可见证既能反映疾病的阶段性本质，也能反映疾病不同类型的本质。医者依证来辨证论治，得出证型，从而因证立法，随法选方，据方施治。而患者往往进入一种误区，以自身主观感受为主，以偏概全，即用孤立的症状或体征来作为治疗依据，如头痛只想着治头，脚痛只想医脚。如果不去看医生，从整体角度治疗疾病，则无法治疗疾病。应当以中医理论对四诊（望、闻、问、切）所得资料进行综合分析，明确病变本质并确定为何种证，得出证型，再对证下药，切不得胡乱吃药。虽说补肾无害，但"是药三分毒"，还是万万不可乱吃药。例如，患者辨证为肾阳虚证，他却吃六味地黄丸补肾，我们说过六味地黄丸是补肾阴的良方。由此观之，不甚谬乎？所以，大家在想吃药补肾时，不妨先找位郎中辨证论治。这样，才能不乱补肾，把补肾名方用到刀刃上。下面将肾病常见证附上，供大家参考。

1. 肾阳虚证

证候表现：腰膝酸软冷痛，畏寒肢冷，下肢尤甚，面色㿠白或黧黑，神疲乏力；或见性欲冷淡，男子阳痿、滑精、早泄，女子宫寒不孕、白带清稀量多；或尿频清长，夜尿多，舌淡苔白，脉沉细无力，尺部尤甚。

证候分析：多因素体阳虚，或年高肾亏、久病伤阳，或房劳过度等所致。

辨证要点：腰膝冷痛、性欲减退、夜尿多与虚寒症状共见。

2. 肾阴虚证

证候表现：腰膝酸软而痛，眩晕耳鸣，失眠多梦，形体消瘦，潮热盗汗，五心烦热，咽干颧红；男子阳强易举，遗精早泄；女子经少经闭，或见崩漏；舌红少苔或无苔，脉细数。

证候分析：多因久病及肾，或温热病后期伤阴，或过服温燥劫阴之品，或房事不节，耗伤肾阴所致。

辨证要点：腰酸耳鸣、男子遗精，女子月经失调与阴虚症状共见。

3. 肾精不足证

证候表现：小儿发育迟缓，身材矮小，囟门迟闭，骨骼痿软，智力低下；性欲减退，男子精少不育，女子经闭不孕；发脱齿摇，耳聋，耳鸣如蝉，腰膝酸软，足痿无力，健忘恍惚，神情呆钝，动作迟钝；舌淡苔白，脉弱。

证候分析：多因先天禀赋不足，或后天失于调养，久病伤肾，或房劳过度，耗伤肾精所致。

辨证要点：小儿生长发育迟缓、成人生育机能低下、早衰为主要表现。

4. 肾虚水泛证

证候表现：全身浮肿，腰以下为甚，按之没指，小便短少，腰膝酸软冷痛，畏寒肢冷，腹部胀满，或心悸气短，咳喘痰鸣，舌淡胖苔白滑，脉沉迟无力。

证候分析：多因素体虚弱，久病伤肾，或房劳伤肾，肾阳亏耗所致。

辨证要点：浮肿以腰以下为甚、小便不利与肾阳虚症状共见。

5. 肾气不固证

证候表现：腰膝酸软，神疲乏力，耳鸣耳聋；小便频数清长，夜尿频多，或遗尿，或尿后余沥不尽，或尿失禁；男子滑精、早泄，女子月经淋漓不尽，带下清稀量多，或胎动易滑；舌质淡，舌苔白，脉弱。

证候分析：多因年幼肾气未充，或年高肾气亏虚，或房劳过度，或久病伤肾所致。

辨证要点：腰膝酸软、小便频数清长、滑精、滑胎、带下量多清稀与肾气虚症状共见。

6. 肾不纳气证

证候表现：久病咳喘，呼多吸少，气不接续，动则喘甚，腰膝酸软，或自汗神疲，声音低怯，舌淡苔白，脉沉弱；或喘息加剧，冷汗淋漓，肢冷面青，脉浮大无根；或气短息促，颧红心烦，口燥咽干，舌红少苔，脉细数。

证候分析：多因久病咳喘，肺病及肾；或年老肾亏，劳伤太过，致肾气不足，不能纳气。

辨证要点：久病咳喘；呼多吸少，动则尤甚与肾气虚症状共见。

7. 膀胱湿热证

临床表现：尿频、尿急，尿道灼痛，小便短黄或混浊，或尿血，或尿中见砂石，小腹胀痛，或腰、腹掣痛，或伴发热，舌红苔黄腻，脉滑数。

证候分析：多因外感湿热，蕴结膀胱；或饮食不节，湿热内生，下注膀胱所致。

辨证要点：尿频、尿急，尿道灼痛，尿短黄与湿热症状共见。

8. 心肾不交证

证候表现：心烦，心悸，失眠，多梦，头晕，耳鸣，腰膝酸软，梦遗，口燥咽干，五心烦热，潮热盗汗，便结尿黄，舌红少苔，脉细数；或阳痿，腰膝冷痛，脉沉细无力等。

证候分析：多因久病虚劳，房事不节，肾阴耗伤，不能上奉于心，心火偏亢；或劳神太过，或情志忧郁化火伤阴，心火内炽，不能下交于肾；或心火独亢，不能下温肾水，肾水独寒，皆可导致水火既济失调。

辨证要点：心烦、失眠、腰膝酸软、耳鸣、梦遗与虚热或虚寒症状共见。

9. 心肾阳虚证

证候表现：心悸怔忡，腰膝酸冷，肢体浮肿，小便不利，形寒肢冷，神疲乏力，精神萎靡或嗜睡，唇甲青紫，舌胖，淡暗或青紫，苔白滑，脉弱。

证候分析：多因心阳虚衰，久病及肾，阴寒内盛，水气内停；或肾阳亏虚，气化无权，水气凌心所致。

辨证要点：心悸怔忡、腰膝酸冷、肢体浮肿与虚寒症状共见。

10. 肝肾阴虚证

证候表现：头晕目眩，胸胁隐痛，两目干涩，耳鸣健忘，腰膝酸软，失眠多梦，口燥咽干，五心烦热，或低热颧红，男子遗精，女子月经量少，舌红少苔，脉细数。

证候分析：多因久病失调整，或情志内伤，或房事不节，或温病日久等耗伤肝肾之阴，肝肾阴虚，阴不制阳，虚热内扰所致。

辨证要点：胸胁隐痛、腰膝酸软、眩晕耳鸣、两目干涩与虚热症状共见。

11. 脾肾阳虚证

证候表现：腰膝、下腹冷痛，久泄久痢，或五更泄泻，完谷不化，便质清冷，或全身浮肿，小便不利，形寒肢冷，面色㿠白，舌淡胖，苔白滑，脉沉迟无力。

证候分析：多因久病，耗伤脾肾之阳；或久泄久痢，脾阳损伤，不能充养肾阳；或水邪久踞，肾阳受损，不能温暖脾阳，终致脾阳、肾阳俱虚。

辨证要点：腰腹冷痛、久泄久痢、五更泄泻与虚寒症状共见。

12. 肺肾阴虚证

证候表现：咳嗽痰少，或痰中带血，或声音嘶哑，腰膝酸软，形体消瘦，口燥咽干，骨蒸潮热，盗汗，遗精，经少，舌红少苔，脉细数。

证候分析：多因久病咳喘、痨虫、燥热等损伤肺阴，或房劳耗伤肾阴，肾肺失于濡养。

辨证要点：干咳少痰、腰酸、遗精与虚热证共见。

第一章

肾病与中医防治

◉ 两个名方调养肾病

说到治肾病的汤方丸剂，就不得不提两个名方：一是耳熟能详的"六味地黄丸"，另一个是"桂枝龙骨牡蛎汤"。明白了这两个方剂的区别，就能找到养肾的诀窍。

六味地黄丸源自东汉医家张仲景《金匮要略》中的金匮肾气丸，后经北京太医承钱乙将原方进行修改而成，适用于肾阴虚证。六味地黄丸的最大特点是"三补三泻"。熟地滋肾填精，山药补脾固精，山茱萸养肝涩精，此

为 "三补"。泽泻清泻肾火，并有减少熟地黄过于滋腻的功效，茯苓淡渗利湿，用来帮助山药发挥助脾健运的功效，牡丹皮清泻肝火，用来制约山茱萸过于温和的效果，此为 "三泻"。六药合用，补中有泻，寓泻于补，相辅相成，补大于泻，共奏滋补肝肾之效。而当代医家、病家常以偏概全，只将目光停留于补上，而忽视其中泻的重要性。

桂枝龙骨牡蛎汤也载于仲景书中。《金匮要略·血痹虚劳病脉证并治第六》曰："夫失精家，少弦急，阴头寒，目眩，发落，脉极虚芤迟，为清谷、亡血、失精。脉得诸芤动微紧，男子失精，女子梦交，桂枝加龙骨牡蛎汤主之。" 可见此方主要治疗过度遗精所致的肾精亏损以及温和增强周身的阳气。其由七味药组成：桂枝、芍药、生姜、甘草、大枣、龙骨、牡蛎。桂枝和生姜温阳；龙骨、牡蛎主为涩精。除了龙骨和牡蛎，直接与肾相关的药似乎没有。《本草明览》中记载："龙骨，味甘，气微寒，阳也……闭涩大肠滑泻……" 由此可见，龙骨并非补肾，而有主温、主固涩之效。而在《本草明览》中记载："牡蛎其味咸，气平，微寒，无毒，入足少阴肾经。除老血，软积瘕。疗赤白带下，去胸胁结痛。涩大小肠，止大小便。疗泄精，强骨节。以柴胡引之，能去胁下硬；以茶引之，能消结核；以大黄引之，能去股间肿。以地黄为使，能益精，收涩小便；和杜仲服之，止盗汗；和麻黄根、蛇床子、干姜为粉，去阴汗。" 可见其以地黄为使，才能益精，但此方中无地黄。所以牡蛎在此方中的作用主要是化散瘀血，软化积滞的肿块等散结及固涩，也无明确补肾效果。桂枝龙骨牡蛎汤重温阳，便给人带来一种力量，一种动力。全身精、气、血、津液皆是得温而行，得寒而凝的，现在全身得以温通，便可助肾之阳。周身精、气、血、津液得以运行畅通，病安从来？桂枝龙骨牡蛎汤更重于从人自身整体去调节，把人身温通了，把精气固摄了，这样一来人一身气血运行通畅，肾亦受补，而非单补一肾。

总而言之养肾之道很简单，就做到两条：第一，养阳，做到不伤阳并适当补阳。第二，养阴，做到不妄泻精并可适当益精。这两条便是从自身整体去调整，并且很容易做到，但要有一定的方法和坚强的毅力。这些我们在后文将有谈到，先让我们离开一下，讲讲中华文化对养肾的指导。

◉ 从中国文化学养肾

龙，自古就是力量的象征。龙者，见首不见尾，其或潜于深渊，或翔于云端，隐而不显。肾火为龙火，龙潜水中，故离不开肾水肾精的充沛。那么，精藏得好了，龙火才能有处可藏，其藏于精中便不妄动；若妄动，则为相火妄动，那么将产生疾病。龙又是天的象征，天为乾卦，《周易》中说："《象》曰'潜龙勿用'，阳在下也。"说的是潜伏的龙，应该养精蓄锐，暂时不可轻举妄动。而我们养肾时，养得肾精肾火，便应这样，宜养精蓄锐，不可妄泻。对于肾精的保养，切忌房事不节，淫乱无度，耗散其精。切记切记，不得作强劳肾。另外，暗耗阴血的事还有很多，如久视，久久低头看手机，熬夜过度等，要注意从自身习惯上调整。

"初九曰'潜龙勿用'，何谓也？子曰：龙德而隐者也。不易乎世，不成乎名，遁世而无闷，不见是而无闷，乐则行之，忧则违之，确乎其不可拔，'潜龙'也。"这句话是讲："初九爻辞说'潜龙勿用'，这是什么意思？孔子说：这是譬喻有龙一样品德却隐而不出的人。他的操守志向不为世俗的改变而改变，他不盲目追求成就功名，逃离俗世、隐退世外、不为世人所知而心志怡然，嘉言懿行不被世人赞同亦无烦闷懊恼，合乎正道的事则顺道而行尽心去做；不合乎正道的事则不去做，具有坚强而不可动摇的意志。这就是'潜龙'。"其实，养肾与修身是相辅相成的。养肾的人就应达到这样的境界：无为无争，平心静气，则神不被扰。便可神御精气，肝好疏泄，则全身经气调畅，气机一顺，精气输布就可畅通，肾亦受滋养。这就是从大环境着手，以达养肾之功。

《周易》有："九四：或跃在渊，无咎。《象》曰：'或跃在渊'进无咎也。"这是说，龙有时腾跃上进，有时退处在渊，它审时度势。这也能用来指导我们养肾的方法。养肾有没有成效，要看你是否懂得审时度势。《梅花易数》中将万物分为三盘，即天盘、地盘、人盘。此三盘皆动且按一定规律运动不息。审时度势便要求在天、地、人三盘转动到一个恰到好处的地方和时辰。这时便达到了一种天时、地利、人和的理想条件。此时，进行适当又适度的运动，力求达到澄神内视，无欲无求，气机调达，经气通畅。气血运行、输布得好，养肾之功便可事半功倍。此外，审时也要和自然界的四时相结合。比如，肾气与冬季相通，冬季，万物潜藏。同样，肾精封藏。为顺应冬季肾精封藏的状态，则宜尽量减少房事。此外，忌耗精的另一方面便是忌冬季过度运动，出汗过多。虽说出汗不直接耗精，但在中医角度，精血同源，血汗同源，那么一来，耗汗亦为耗精。冬季如此，春、夏、秋三季也有其独特的养肾之道，这里便不一一详尽。

此外，龙于春分登天，秋分潜渊，物之至灵者。故龙火与人火相反，得湿而焰，遇水乃燔。是故龙火肾火要旺，非用肾精肾水不可。并且顺应春生、夏长、秋收、冬藏之势，因势利导，与自然界精气相通，便是顺应了大环境。这样的养肾才是最合乎天道的。

《象》曰："亢龙有悔，盈不可久也。"大致意思是：龙若飞得过高，进而到了穷极的境地，最终将有些许不幸。因为物极必反嘛！就好比是一些人不知持满，作强入房，过度熬夜，耗尽阴血，精少则病，未老先衰一样。不仅没达到养肾养身的目的，反而深陷困厄。另有一类人，对于养肾"三天打鱼两天晒网"，期望在短时间内达到极佳的效果，便过度地运动。这样就好似这条亢龙了，定将有悔矣。

先前说到从大环境着手养肾，就应心神怡然，淡泊无求，加以适当运动，舒筋活络，使经气通利。练练先前介绍的八段锦、易筋经、太极拳之类，都是很好的锻炼方式。在运动中，首先宜恬淡虚无，自身空静了，外界的精气才能顺势进入人体，其在呼吸吐纳之间便可输布至肾，以资先天之元气。这样持之以恒，便可达到养肾的效果。

正是大道至简，养肾，一养其阳，二藏其阴，乐天知命、安贫乐道而气机调达，阴平阳秘，精神乃治。以此法养肾，事半功倍！

第六节 肾虚望诊，学会看身体出现的异常信号

◉ 肾虚望诊，当心你身体出现的异常信号

养生保健，预防比治疗更重要，而早防治的前提是早知道。日常生活中，通过掌握面色、五官、腰脊、二阴、二便等变化所传达出的"预警信号"，就能防微杜渐，大病化小，小病化了，最终远离疾病。

◉ 望目神，两眼呆滞、动作迟缓多肾虚

眼睛是心灵的窗户，人的精气神、喜怒哀乐等各种情感都可以通过眼睛表现出来。拥有健康身体的人，他们的眼睛肯定是炯炯有神的；体弱多病的人，他们的眼神肯定是呆滞无神的。这是因为眼睛的功能与脏腑经络的关系非常密切，它是人体精气神的综合反映。《灵枢·大惑论》指出："五脏六腑之精气，皆上注于目而为之精。""目者，五脏六腑之精也，营卫魂魄之所常营也，神气之所生也。"眼睛是"视万物、别黑白、审短长"的器官，眼睛的健康与工作、学习以及一切日常生活的关系十分密切。

肾与眼睛关系密切，有些朋友视力渐渐下降，出现白内障。白内障在中医上认为是肝肾阴亏，导致眼睛失去滋养，日久混浊，视力减退，最后形成内障。

正常情况下，人体健康，肾气充足，那么，目光明亮，眼珠灵活；从思维来看，就是语言利落，动作协调。反之，则两眼呆滞，反应迟钝。具体到"五轮学说"来看，水轮为瞳仁，应肾。水轮眼象：瞳孔变小是由于疲劳过度、精津俱伤、元阳不固，病在肝肾；瞳孔变大是由于肾精不足、阴火上冲；瞳孔颜色变蓝为肝病及肾、肝肾两虚之征；颜色变灰白是由于气血两虚、肾精暗耗所致。如果是眼眶周围发黑，可见于肾虚、水饮，也可见于妇

女寒湿带下。

那么，肾有问题，到底是阴虚还是阳虚呢？这要看精神状态，望其神。阴虚的人常常表现出坐卧不安的状态，大多数患者夜不能寐，凡事心神不定，遇事迟疑不决，有烦躁不安之感；肾阳虚的人则相反，喜欢安静，不主动说话，即使有人搭讪，也懒得说话，说话有气无力，精神疲乏，总给人一种没有睡醒的感觉。

历代养生家都主张"目不久视""目不妄视"，因为久视、妄视耗血伤神。故《素问》言："久视伤血。"《养生四要》指出"目者，神之舍也，目宜常瞑，瞑则不昏"。《老子》云："五色乱目，使目不明。"因此，养目和养神是密切相关的。在日常生活或工作、学习中，看书写作、看电视等时间不宜过久，视疲劳时可排除杂念，全身放松，闭目静坐3～5分钟；或每天定时做几次闭目静养。此法有消除视疲劳、调节情志的作用，也是医治目疾的有效辅助方法。

若是因为肾虚造成的目光呆滞无神，只对眼睛进行保健还是远远不够的。我们要从根本入手，对眼睛的保健和对肾脏的护理双管齐下，才能收到良好的效果。

◉ 望面色知肾病

1. 五色应五脏

古人很早就提出了五色对应五脏的理论，即脾主色黄、肺主色白、心主色赤、肝主色青、肾主色黑。例如，面色偏黄的人多有脾胃运化不佳，也就是常说的消化系统功能不好。面色偏白的人肺功能可能欠佳，但这里所述及的肺，并不等同于西医呼吸系统的疾患。关于五色对于五脏，后人又归纳总结出了五色主病更具体的内容。

（1）面色白，主虚证、脱证、寒证。面色偏白的人如果再加上头发枯槁没有光泽，往往多属血虚体质；如果过白，就可能有贫血，最好去医院系统检查。这类人平时可多食些大枣、阿胶等补血的食物。

（2）面色黄，主脾虚、湿证。面色萎黄的人多属脾胃气虚、气血不足，表现为食欲不佳，或者饭后腹胀等。面黄虚浮者属脾虚湿蕴，会有面部容易出油，或者大便黏滞不爽、口气重等表现。如果出现面目俱黄，则为黄疸病，此时当及时就医。这种面色的人平时可多食健脾化湿的食物，如薏苡仁、砂仁、山药、红豆等。

（3）面色赤，主热证、虚阳上浮。比如肺结核患者，午后两颧潮红。中医认为红色也与心有关，所以脸发红的人要警惕心血管病。这类人可多食葡萄、柠檬、芹菜等，平素做饭时可多放些生姜、大蒜之类的调味品。

（4）面色青，主寒证、痛证、气滞血瘀、惊风。中医认为人的情志与肝疏泄功能密切相关，所以面色青的人如果加上性格暴躁，则应当注意自己的血压、血脂等问题。这类人要注意调畅情志，可多食雪梨、木瓜和青橘等水果。

（5）面色黑，主肾虚、寒证、水饮、血瘀。由于肾阳虚亏，水饮不化，阴寒内盛，血不温养，经脉拘急，气血不畅，所以面色黑。面黑而干焦，属肾精久耗、虚火伤阴；面黑而暗淡，为肾阳不振、阴寒内盛所致。大部分慢性肾病患者后期面色发灰、发黑，提示病情较重。

2. 面部各个部位代表各个脏腑

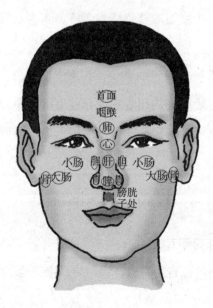

除了观察整体的面色变化，古人还将面部划分各个区域，以此对应身体五脏。最早的面部区域划分出自《黄帝内经》的明堂藩蔽图。

肾脏病色看两颊，这里不怕灰黑就怕娇艳。明亮、润泽、含蓄的淡灰色出现在肾色部，是健康的表现，如若出现胭脂般娇艳的红色，说明已经病重。

◉ 望头发知肾之好坏

中医认为，头发是"血之余""肾之华"。头发的生长与精血的盛衰有密切关系。若血气盛，则肾气强，肾气强则骨髓充满，故发浓密而黑；若血气虚，则肾气弱，肾气弱则骨髓枯竭，故发变白。另外，还与脾胃、肝都有密切的关系。肝藏血，肝血充分，头发就能有充足的营养；脾主运化，负责把营养成分运输到全身，包括毛发。

由于生活习惯不佳、压力过大，越来越多年轻人加入了脱发大军。而中医认为"肾藏精，其华在发"，"肝藏血，发为血之余"。过于劳累，缺少休息，长期体力透支，会导致肾精过度耗损，使白头发一根根长出来，职场人士尤其容易出现这类问题。睡眠是清除身体废物的重要时机，睡不好，废物就无法顺利清除，阻碍气血畅通，头发自然长不好。而且经常熬夜会损耗肝血，一旦血不足，头发很难获得所需营养，就容易提早脱落，形成异常掉发。

而中老年人随着肝血肾气的衰少，头发慢慢变白，这属于正常的生理现象。但有些青少年短时间内出现白发且伴有脾气不好、容易发火，可能是因为肝郁血热；如果伴有睡眠不足、腰膝无力、耳鸣，则是肾气不足的信号。

◉ 望耳朵，形态、颜色反映肾气虚实

中医认为"肾开窍于耳"，《四诊抉微》中有言："故耳轮红润者生……薄而黑，或焦如炭色者，皆为肾败，肾败者，必死也。"肾为先天之本，藏

五脏六腑之精，所以对耳朵的观察，可以推测机体的健康状况。

一般来说，耳朵红润而有光泽的人，说明他先天肾精充足。耳垂小的人肾精不足；耳垂饱满、坚厚、明润的人则肾精充沛，如果出现耳朵老是嗡嗡作响，声音听不太清楚，有时还会伴随着腰痛和尿频，这可能是肾功能在逐步衰弱的信号。此外，耳朵还能反映其他疾病，比如耳朵颜色淡白、怕冷、手脚冰凉的人，多为肾阳不足；耳朵出现红肿，多为阳热证；耳朵局部，尤其是耳垂，血管过于充盈、扩张，能看到圆圈状等改变的人，则心肺功能可能存在异常，如冠心病患者等。

肾的好坏会通过耳朵表现出来。所以，为了更好地保护好肾的健康，我们不妨做好耳朵的保健工作。推荐学习以下五招：

一是引耳。将右手绕过头顶，掌心朝头侧，用右手拇指、食指、中指捏住左耳尖，轻轻用力向上拽 14 次。随后再换左手。

二是摩耳。双手手掌摩擦得微微发热后，按摩两耳正面，再按摩耳背面，反复做 10 次。还可以摩耳郭，以食指贴耳郭内层，拇指贴耳郭外层，相对捏揉，直至发热。

三是拉耳垂。用左右手的拇指、食指同时按摩耳垂，先将耳垂搓热，然后往下拉耳垂 15 ~ 20 次。

四是扫耳。用手把耳朵由后向前扫，能听到"嚓嚓"的声音。每次20 ~ 30 下，每天数次。

五是拎耳屏：用食指、拇指提拉耳屏，自内向外提拉，每次做 3 ~ 5分钟。手法应由轻到重，牵拉的力量以不痛为限，这能在一定程度上缓解头昏、头痛、神经衰弱、耳鸣等疾病。

◉ 望牙齿可知肾健康

中医认为，肾主骨生髓，齿乃骨之余。牙齿、牙龈和肾、胃及大肠都密切相关，因此观察牙齿和牙龈可以初步判断肾和肠胃的健康。俗话说"牙好胃口好，吃饭就香，身体倍儿棒"。事实上，牙齿好，不仅是影响吃饭的

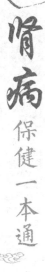

问题，还跟肾有密切的关系。

正常人牙齿洁白润泽而坚固，是肾气充足，津液未伤的表现。如果一个人牙齿发育不好，通常肾也不好。牙齿燥如枯骨，多为肾阴枯竭、精不上荣所致，属病重。牙齿枯黄脱落，见于久病者多为骨绝，属病重。牙齿松动，多属肾虚或胃阴不足，虚火燔灼，龈肉失养所致。

成年人牙列稀疏、齿根外露或伴有牙龈淡白出血、齿黄枯落、龈肉萎缩等问题，多为肾气亏乏，同时要警惕有无肾脏方面的疾病。如果小孩牙齿久落不长，也可能是肾气亏所致。

叩齿是我国传统的养生之道，早在隋唐时，孙思邈就提出"齿常叩"来健身。具体做法是：口微微合上，上下排牙齿互叩，无须太用力，但牙齿互叩时须发出声响，做 36 下，可以通上下颚经络，保持头脑清醒，加强肠胃吸收，防止蛀牙和牙骨退化。

⊛ 望二阴，阴囊松弛多是肾气不足

肾主二阴，即前阴和后阴。前阴是人的外生殖器和尿道，后阴是肛门。有些人水肿波及阴囊，甚至阴茎也发生肿胀，多是脾肾阳虚造成的；有些人阳痿不举，或者举而不坚，多是肾阳不足造成的；有些人阳强易举，过于亢奋，多是肾阴虚造成的；有些女性子宫脱垂，阴户突出，也就是患了中医所说的阴挺证，多是肾脏虚冷造成的。

小男孩的阴囊也值得一看。如果阴囊坚实而且颜色沉着，说明他的肾气很充盛，先天很好；如果阴囊松弛不收，或者下坠，而且颜色淡白，说明他的肾气不足，很可能是先天不足。

⊛ 望二便，判断肾功能正常与否

肾司二便，与大便、小便关系密切。俗话说"吓得尿裤子"就是一个典型的例子，肾功能失常往往导致二便的异常。

1. 大便

如果有便秘且经常口舌干燥，并常有腹胀的现象，往往说明有肾阴虚的问题；如果大便溏泄，或者呈清水样，并常有消化不完全的食物残渣排出，或者每天清晨五点左右常因大便急而醒，肚子疼痛难忍，往往说明有肾阳虚的问题。

2. 小便

如果小便短少，并且伴有全身浮肿、肢体冰冷的症状，多说明有肾阳虚的问题；如果小便清长，甚至有尿失禁的症状，多说明有肾气虚的问题；如果小便量多，并且伴有口渴、皮肤干燥、消瘦等症状，多说明有阴阳两虚的问题。

◎ 望月经带下，辨阴虚阳虚

肾与月经、带下有什么关系？从中医学来看，肾为天癸之源。天癸至，则月事以时下；天癸竭，则月经断绝。

对女性来说，判断自己是否肾虚，还可以多留意自己的月经、带下。从时间上看，女性如果能按时来月经，说明肾中精气充足；如果月经超龄未至，或者初潮较迟，月经量少，甚至闭经，多说明先天肾气不足。

肾阳虚，气化失司，水液代谢失常，痰浊阻滞冲任、胞宫，可致闭经等；肾阳虚，血失温运而迟滞为瘀，血瘀阻碍生机加重肾虚，可导致子宫内膜异位症、多囊卵巢综合征等更为复杂的疾病。此时宜温补肾阳，补益命门之火。常用药物有附子、肉桂、巴戟天、肉苁蓉、淫羊藿、仙茅、鹿角霜、益智仁、蛇床子等。代表方如右归丸、肾气丸等。

肾阴虚，精血不足，冲任血虚，血海不能按时自满而溢，可致月经后期、月经过少、闭经等。肾阴虚，若阴虚生内热，热伏冲任，迫血妄行，发为崩漏。此时宜滋肾养阴，常用地黄、枸杞子、墨旱莲、菟丝子、女贞子等。方如左归丸、六味地黄丸。

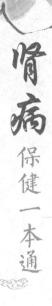

◉ 如何自查肾功能好坏

1. 头发脱落或须发早白

从中医理论来说，"肾其华在发"，故观发色可知肾气，肾气不足，头发就会受影响。正常情况下，40岁后会长白发，这是因为随着年龄的增长，肾的精气逐渐衰减，不能荣养头发，就会变白。这属自然现象，也无须治疗。但如果突然一段时间内头发变白，多是由于体内的气机紊乱造成的，要针对病因采取治疗。

2. 记忆力下降，变得"贵人多忘事"

肾精一方面养骨，另一方面也要养大脑，一旦常出现忘事，则提示你的肾精不足，骨髓亏虚。

3. 哈欠连连，精力不足

肾为先天之本，肾中所藏精气是人体生命活动的原始动力，肾精充足，则精力充沛、体力充沛；如果肾中精气不足，人的精神和形体得不到充足的濡养，则神疲乏力，哈欠连连。

4. 腰部不适

腰部是肾的"府邸"，肾精不足时，府邸供养不足，会出现腰痛等提示，一定要当回事。

5. 牙齿松动

肾主骨，骨靠肾精滋养，肾好骨才好。而齿为骨之余，肾的好坏直接影响到牙齿的好坏。所以，肾与牙齿有着密切关系，肾虚则骨失所养，牙齿就会不坚固，出现牙齿松动的问题。肾阴虚和肾气虚均会导致牙齿松动。

6. 听力下降、耳鸣心烦

在中医理论中，目、舌、口、鼻、耳这五官与肝、心、脾、肺、肾五脏相对应，耳朵的听觉功能与肾气的盛衰密切相关，肾好听力就好。反之，当出现耳鸣、烦心、听力下降的症状时，可以多考虑肾阴虚。

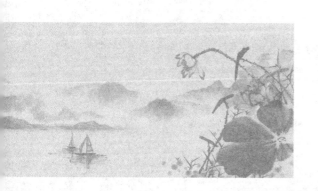

第二章

常见肾病症状及未病先防

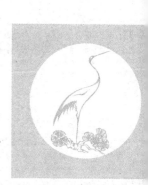

第一节　水　肿

◉ 教您了解水肿

　　过多的体液在组织间隙或体腔中积聚称为水肿（edema）。正常体腔中只有少量液体，若体腔中体液积聚则称为积水（hydrops），如腹腔积水（腹水）、胸腔积水（胸水）、心包积液、脑积水等。水肿液一般即是组织间液，根据水肿液含蛋白质的量的不同，可将水肿液分为渗出液（其相对密度大于 1.018）及漏出液（其相对密度小于 1.018）。按发病原因可以将水肿分为肾性水肿、肝源性水肿、心源性水肿、营养不良性水肿、淋巴水肿等。

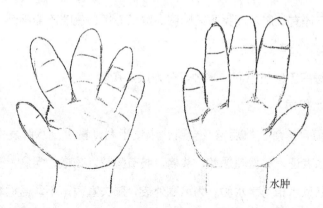

水肿

　　从中医角度讲，水肿是因为体内津液分布不平衡，全身气化功能障碍的一种表现，与肺、脾、肾、三焦密切相关。从西医角度讲，水肿是因为血浆胶体渗透压降低，毛细血管静水压升高，毛细血管壁通透性增高，淋巴液回流受阻。

　　水肿会造成体内相应器官功能障碍，如胃肠黏膜水肿可影响消化吸收；肺水肿可引起呼吸功能障碍；心包积液可影响心脏泵血功能；喉头水肿可致气道阻塞甚至窒息；脑水肿可致颅内压升高，甚至形成脑疝，危及生命。若维持生命的重要器官部位急速发生的水肿危害较大，而缓慢发生的非要害部位水肿，如肢体水肿对机体一般无太大影响。水肿可造成细胞营养障碍，组织间隙过量的液体积聚使组织细胞与毛细血管之间的距离加大，氧与营养物质的运输时间延长。水肿液的堆积还可压迫局部毛细血管，致使血流量减少，造成细胞营养障碍。水肿部位易发生组织损伤、溃疡而不易愈合。

◉ 水肿的表现及诊断

水肿多因感受外邪，饮食失调，或劳倦过度等，使肺失宣降通调，脾失健运，肾失开阖，膀胱气化失常，导致体内水液潴留，泛溢肌肤，以头面、眼睑、四肢、腹背，甚至全身浮肿为临床特征。水肿初起多从眼睑开始，进而延及头面、四肢、腹背，甚者肿遍全身，也有先从下肢足胫开始，继而延及全身。轻者仅眼睑或足胫浮肿，重者全身皆肿，肿处皮肤绷急光亮，按之凹陷即起，或皮肤松弛，按之凹陷不易恢复，甚则按之如泥。如肿势严重，可伴有胸腹水而见腹部膨胀，胸闷心悸，气喘不能平卧，唇黑，缺盆平，脐突、背平等症。

按中医病因病机不同，水肿可分为以下几类：

1. 风水相搏

先见面目浮肿，然后遍及全身，小便不利，量少；水肿发生前或发生时有外感的表证，如发热恶寒，头痛，肢节酸楚，咳嗽，咽痛，苔薄白，脉浮数等，是风水相搏之水肿。为风寒外袭，肺失宣肃，不能通调水道，膀胱气化不利所致。

2. 水湿困脾

全身水肿，以腹部和下肢为主，按之凹陷，小便短少，身体重而困倦，胸闷，泛恶，苔腻，脉濡者，是湿困脾脏之水肿。脾为湿困，运化失司，水湿浸渍肌肤故水肿。

3. 脾阳虚衰

下肢浮肿较甚，按之凹陷不易恢复，脘闷腹胀，纳呆便溏，面色萎黄，神倦肢冷，小便短少，舌质淡，苔白滑，脉沉者，是脾阳虚之水肿。为脾阳虚衰，不能温运水湿所致。

4. 肾阳虚衰

全身水肿，腰以下尤甚，腰痛酸重，尿少，四肢厥冷，神疲乏力，面色灰滞或㿠白，舌淡胖，苔白，脉沉细者，是肾阳虚之水肿。肾阳虚衰，膀胱气化不利，则水湿内停而水肿。

5. 心肾阳虚

全身浮肿，伴心悸，气喘，不能平卧，肢冷，畏寒，尿少，面色苍白或青紫，舌苔淡白，脉沉细或结代者，是心肾阳虚之水肿。为心肾阳虚，不能温运水气所致。

6. 脾虚水停

遍身浮肿，起病缓慢，晨起头面较甚，午后下肢较甚，神疲乏力，食欲不振，舌淡胖，苔薄腻，脉濡者，是脾虚之水肿。又称营养不良性水肿。为饮食失调，脾胃受损，运化失司，水湿内停所致。

◉ 预防水肿早知道

1. 防范风寒

首先要注意不能受风寒。"风为百病之长"，如果受了风寒或风热之邪就要及时治疗，千万不能拖，否则会越来越严重。也不要长时间待在潮湿的房间里，意面感受风湿之邪。

2. 注意饮食

饮食不要吃太甜，尽量少吃辛辣，一定要保护好自己的脾胃，有规律地就餐，不要暴饮暴食，保证营养充足。

晚餐控制食量，并且要少盐少油，以素食为主。蔬菜中忌用大量的葱、韭、姜、大蒜等辛辣食品，南瓜、雪里蕻、生冷水果等也应忌食。

多吃利水消肿的食物，如马铃薯、胡萝卜、香蕉、酪梨、橘子等。红豆、薏苡仁都是利水上品，可以用红豆、薏苡仁、黑米、白芸豆、红米、小米和红枣煮成粥，改善水肿。

3. 敲打胆经

按摩或敲打胆经，可以疏经通络，活血排毒，血液循环快了，身体就有足够的能量来排除"垃圾"，体内的水肿、毒素自然就会去除，按摩敲打的部位就会瘦下去。

坐在床上伸直双腿，或者把脚放在一个小凳子上，用拳头去捶大腿两侧。从大腿外侧根部（站起来屁股有个窝的地方）开始一直敲到膝盖，敲50组（从臀部侧面到膝盖处，一整条敲下来算一组）就差不多了。

如果你心急，可以多敲一些，但是贵在坚持。可以一天敲一次，也可以两次，总之有空就敲一下。记住两条腿都要敲，可以先敲一条腿再敲另一条腿。一般选在睡前敲胆经，但是 23 点之后不要敲了，23 点至凌晨 1 点是气血进入胆经的时候。此外，来月经的时候就少敲或不敲。

4. 按摩淋巴

淋巴循环欠佳，会影响身体的排毒机能，容易产生毒素积聚体内与水肿等问题。睡前按摩淋巴，可以引导身体排出多余毒素和水分，不仅美容养颜，而且还可以加速分解脂肪，让你睡醒后发现浮肿消失，身型也会显得轻盈些。从远离心脏的末端部分向各淋巴结方向进行按摩。一般建议在洗完澡等血气运行顺畅的时候进行按摩，效果会更佳。但在用餐后或饮酒后、身体不舒服的时候就不太适宜。

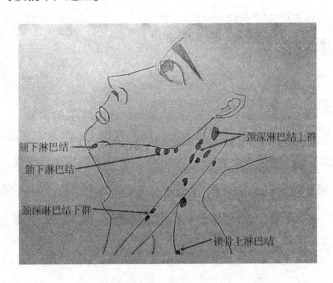

颏下淋巴结
颌下淋巴结
颈深淋巴结下群
颈深淋巴结上群
锁骨上淋巴结

一般按摩3～5下为1次，1天共按摩3～5次。经淋巴按摩是促进身体淋巴流动顺畅，使身体由内而外变美的好方法，不仅可以消除身体不适等症状，还可以瘦身减肥。

🔘 不良习惯致水肿

1. 摄入热量不足

热量摄取不足，是无法将你身体中多余的水分排除出去的，甚至会造成水分在身体内的囤积，特别是在你每天摄取的热量还不到1200卡时。这自然会让你看起来有些"虚胖"。

2. 摄入过多的盐分

食盐中含有丰富的钠，钠会阻碍身体排出多余的水分。并且，摄入过多的盐会让你感到口渴，自然身体会摄取多余的水分。如果你是"外食族"，或者喜欢口味比较重的食物，那么你要当心了，因为摄取盐分过量所带来的危害不仅仅是水肿，更会增加心脏负担，引起高血压等。要注意的是，并不是所有的肥胖都是因为多吃了盐而造成的。并且消除由盐造成的水肿，顶多减掉1斤。但从健康的角度考虑，少吃盐自然是益处多多。

3. 药物使用不当

导致水肿的诸多因素当中，药物是不容忽视的一种因素，长期或不恰当地使用一些药物也能引起局部或全身水肿。如解热镇痛抗炎药：阿司匹林、消炎痛、保泰松、布洛芬等能抑制前列腺素（PG）的合成，PG除具有扩张肾血管、抑制肾小管对钠的再吸收外，还可影响抗利尿激素。药物引起PG分泌不足可使肾血流量减少，肾小球滤过率下降、钠再吸收亢进、钠排泄量减少，从而使水钠潴留，导致水肿。

4. 没有良好的生活习惯和防范意识

感染是继发性淋巴水肿的常见因素。生活中如果我们不注重卫生或是缺乏防范意识，致病微生物便容易侵入我们体内。我们的淋巴细胞在清除和杀伤这些微生物时，包裹细菌病毒形成团块，阻塞淋巴管造成淋巴水肿。如

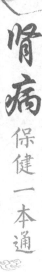

热带地区的丝虫病，还有一些蚊虫的叮咬也会造成水肿。

5. 外感水湿

久居湿地，冒雨涉水，湿衣裹身时间过久，水湿内侵，困遏脾阳，脾胃失其升清降浊之能，水无所制，也易发为水肿。

◉ 八种食物改善水肿

1. 红豆

红豆含有丰富的钾元素，有助于排出体内多余的盐分。而红豆中含有的皂角苷具有很强的利尿作用。

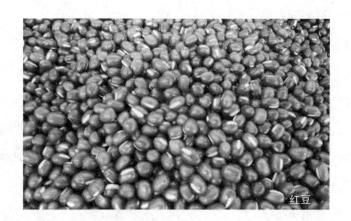

红豆

2. 绿豆

绿豆具有清热解毒、利尿以及消除水肿的功效，绿豆中含有大量的钾元素，可以帮助体内排出多余盐分，解决水肿问题。

3. 黑咖啡

咖啡因能够利尿，对去除水肿非常有效。

4. 冬瓜

冬瓜味甘、淡，性寒，具有利尿消肿、清热止渴等作用，而且冬瓜还富含钾元素，帮助人体排除多余的钠盐，是消除水肿的好帮手。

5. 海带

海带中含有甘露醇，是利尿消肿的好帮手。海带中含有大量的碘元素，这种碘元素对治疗甲状腺功能低下引起的肥胖十分有效，能够消除人体的水肿。

6. 西瓜

西瓜含有的酸柠檬黄素是排毒的重要元素，它有助于把盐分大量排出体内，消除水肿。西瓜甘淡微寒，具有消暑利尿的作用，可以说是很好的去水肿水果。

7. 花椰菜

花椰菜中的维生素 C 有利于毛细血管的健康，减轻水肿的现象，还能防止便秘，与蛋类或者肉类食品搭配食用，能够增强消水肿的效果。

8. 薏苡仁

薏苡仁能够促进身体的新陈代谢和血液循环，还能帮助排除身体的多余水分，具有很好的消除水肿效果，因此适量食用薏苡仁不仅能够减肥，还能利尿养生。

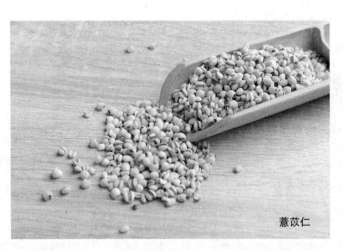

薏苡仁

◉ 美味膳食治水肿

1. 鹌鹑清汤

鹌鹑 2 只，去毛及肠杂，加水煮汤，可加少量酒调味食用。有补益五脏、利水消肿作用。可治慢性肾炎水肿。

2. 冬瓜皮蚕豆汤

冬瓜皮 30 ~ 60g，蚕豆 60g，清水三碗，同煮汤服食。有健脾、除湿、利水、消肿作用，适用于心源性水肿、肾性水肿等症。

3. 茅根赤豆粥

鲜茅根 200g（干品用 50g）洗净，水煎半小时后去渣，放入粳米 200g，同煮粥服食，可治水肿、小便不利等症。

4. 冬瓜瓤汤

冬瓜瓤去子，晒干，每次用 30g，煎煮半小时，随时代茶饮用。可治热病消渴、心烦、水肿、小便不利等症。

5. 泥鳅炖豆腐

泥鳅 500g，去肠杂内脏，加水、食盐适量，煮至五成熟时，加入豆腐 250g，同炖熟，用猪油、味精调味食用。有清利湿热的作用，适用于小便不利、水肿、湿热黄疸等症。

6. 鸭肉粥

鸭肉适量，切片，大米 100g，同煮粥，用食盐调味食用。有养阴补益和消水肿的作用。

7. 薏苡仁粥

薏苡仁 50g 煮粥，用适量白糖调味食用。1 日 1 次，连续服用 1 个月。有健脾除湿的作用，适用于脾胃虚弱、风湿性关节炎、水肿、手脚伸屈不利、皮肤扁平疣等症。

8. 赤小豆粥

赤小豆 30 ~ 50g，水煮至半熟，放入粳米 100g 同煮粥，以淡食为宜，加白糖调味食用亦可。有健脾益胃、清热解毒、利水消肿、通乳的作用。适用于水肿病，下焦湿气、小便不利、大便稀薄、身体肥胖、产后乳汁不足等症。

◉ 肾性水肿的饮食原则

1. 钠盐

限制钠的摄入，予以少盐饮食，每天以 2 ~ 3g 为宜。限制含钠量高的食品如腌或熏制品、香肠、罐头食品、海产品、苏打饼干等。

2. 液体

液体入量视水肿程度而定。若每天尿量达 100mL 以上，一般不需严格限水，但不可过多饮水。若每天尿量小于 500mL 或有严重水肿者须限制水的摄入，重者应量出为入，每天液体入量不应超过前一天 24 小时尿量加上不显性失水量（约 500mL）。液体入量包括饮食、饮水、服药、输液等各种形式或途径进入体内的水分。

3. 蛋白质

低蛋白血症所致水肿者，若无氮质潴留，可给予 0.8 ~ 1.0g/(kg·d) 的优质蛋白质，优质蛋白质指富含必需氨基酸的动物蛋白，如牛奶、鸡肉、鱼肉等，但不宜给予高蛋白饮食，因为高蛋白饮食可导致尿蛋白增多而加重病情。

4. 热量

补充足够的热量以免引起负氮平衡，尤其低蛋白饮食的患者，每天摄入的热量不应低于 126 kJ/(kg·d)，即 30 kcal/(kg·d)。

5. 烹饪

注意烹饪技巧，可适当使用糖、代糖、醋等调味品以增进食欲。

6. 其他

注意补充各种维生素。

◉ 水肿日常护理

1. 避免久坐久站。久坐久站会加重水肿液对血管组织的压迫，导致水液无法正常流通，加重水肿，并对心脏等脏器损伤加重。当办公或在家时，应每隔一段时间走动活动。

2. 常运动。勤做脚底按摩运动，由于脚底涌泉穴是肾脏第一穴位，所以多运动脚板能有效缓解水肿。同时也可多做一些腰部运动，"腰为肾之府"，活动腰部也能强健肾脏。

3. 晚上少饮水。入睡前，将脚抬高，高于心脏，减轻心脏泵血负荷，增加回心血流量。

4. 生活规律，不过度劳累。多休息，不做过度的体力劳动。

5. 不要穿过紧的衣裤，过紧衣裤会压迫肌肉血管，加重水肿及心脏负荷。还要避免穿高跟鞋。

6. 限制盐的摄入。水肿时，体内水钠潴留，盐分无法排出，所以尤其应限制盐分的摄入量。

◉ 孕妇水肿怎么办

1. 平躺时把脚抬高

下半身的静脉血很难返回心脏，因为人类的心脏离脚实在是太远了。静脉血是依靠肌肉的收缩力和血管里的某种"阀门"而被送回到心脏的，因此平躺后把脚稍稍抬高能够使血液更容易回到心脏，浮肿也就比较容易消除了。

2. 坐位时把脚垫高

为了使腿部积存的静脉血能够回到心脏，坐在椅子上的时候，可以把脚放到小台子上；坐在地板上的时候，就用座垫等把脚垫高。

3. 适当地散步

借助小腿肌肉的收缩力可以使静脉血顺利地返回心脏，因此，散步对于浮肿的预防是很有效果的。

4. 游泳

游泳也是锻炼腿部的一种运动，会使静脉血更容易回到心脏。所以在得到医生的允许之后，就试着游泳吧！

5. 扶住东西上下运动

这种运动时脚上下活动，会使用小腿的肌肉，从而有助于预防静脉瘤。肚子变大很容易失去平衡，所以一定要扶住柱子、墙壁或是桌子等东西。

6. 按摩

通过按摩促进血液循环对于浮肿的预防是很有效的。按摩时的技巧是，从脚向小腿方向逐渐向上，从而有助于血液返回心脏。睡前进行的话可以解除腿部酸痛有助于睡眠，洗澡时按摩也是个不错的选择。

7. 注意饮食平衡

过多的摄取盐分会引起浮肿。怀孕期间要注意控制盐分的适量摄入。快餐里含有大量的盐分，所以建议怀孕期间尽量少用快餐。

◉ 缓解水肿的人体穴位

1. 攒竹穴

攒竹穴位于面部眉头两侧，眉毛内侧边缘凹陷处的穴位，按压此穴位可以缓解头痛，消除脸部浮肿。按压时遵循眼保健操的要求，双手拇指抵住太阳穴，用食指按住两侧的攒竹穴轻轻旋转，每八拍为一组，重复八组即可。

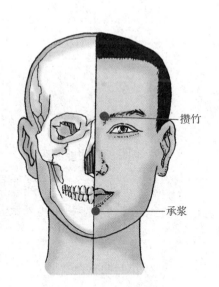

2. 承浆穴

承浆穴位于颏唇沟的正中凹陷处。长期按压可消除胸部以上积水水肿，保持皮肤张力。按压时一般用拇指轻压，一次一秒，连续 20 次。

3. 天突穴

天突穴位于颈部，前正中线上胸骨上窝中央。按压此穴位能够缓解脸部水肿及咽喉肺部痰液，能治疗咳唾脓血，清咽化痰，一般用食指轻柔按

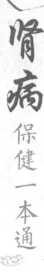

压，每隔 2 秒按压 1 次，10 次就可。

4. 肾俞穴

肾俞穴位于腰部，第二腰椎棘突下，旁开 1.5 寸。按压肾俞穴能增加肾血流量，增强肾功能，治疗腰膝酸软。每日散步时，可双手握空拳，边走边轻轻击打双侧肾俞穴，每次击打 30 ~ 50 次。或者双掌相互摩擦至热后，将掌心贴于肾俞穴，如此反复 3 ~ 5 分钟。

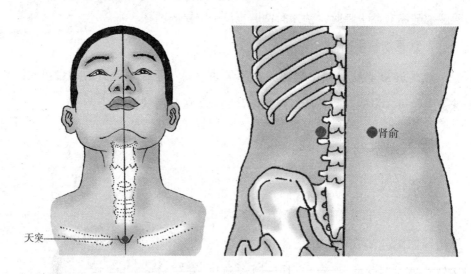

天突

肾俞

◉ 水肿需要进行哪些辅助检查

1. 心电图和心功能测定

心脏疾病是引起水肿的常见原因，通常心脏病引起的水肿在按压时可出现凹陷，并首先一般出现在下肢，一般在活动后水肿加重，常常称对称出现。

2. 24 小时尿蛋白定量

有全身性水肿时应检验尿内是否有蛋白、红细胞及管型等。如无蛋白尿，水肿很可能不是由心脏或肾脏疾病引起。

3. 血常规、血沉、血浆白蛋白

血常规显示血红细胞计数和血红蛋白含量明显减少者，应考虑水肿与贫血是否有关。血液中如果血浆蛋白低于 55g/L 或清蛋白低于 23g/L，表示血浆胶体渗透压降低。血浆蛋白和清蛋白降低常见于肝硬化、肾病综合征及营养不良。

4. 肾脏 B 超

当肾脏患病时，致使水分不能排出体外，很容易造成水肿。病情轻者水肿先出现在眼睑和面部，重者会发展为全身水肿，一般为凹性水肿。

引起水肿的原因非常复杂，若心脏与肾脏功能正常，则还要进行肝脏、甲状腺、血管等的检查。其实大多数的水肿都是由于一些比较严重的身体疾病所导致的，所以自己出现水肿后，不要私自服用利尿药等，应该去正规医院就诊。

◉ 西医常用的水肿疗法

引起水肿的原因有很多，如果为肾性水肿，则在治疗原发病的同时还有以下一些治疗措施。

1. 补充蛋白，限盐，限水

由于肾性水肿会导致体内蛋白质的丢失，因此要补充优质蛋白。水钠潴留而体内盐分水分无法排出，因此要限制盐和水的摄入。

2. 使用利尿剂

呋塞米、噻嗪类、螺内酯等利尿剂，能增加尿液，促进水肿消退。但由于利尿剂副作用的存在，可能加强体内水电解质紊乱，所以利尿剂应在医生的监管下使用。

3. 体位疗法

可在坐位或卧位时抬高肢体末端，促进下肢血液回流至心脏，消除水肿。

◉ 中医治疗水肿特色鲜明，疗效好

《素问·汤液醪醴论》第五条："帝曰：其有不从毫毛而生……岐伯

日……开鬼门，洁净府，精以时服，五阳已布，疏涤五脏，故精自生，形自盛，骨肉相保，巨气乃平。""开鬼门"即是发汗的意思，"净府"是指膀胱，"洁净府"即是利小便的意思。中医对水肿病的治疗，常运用"开鬼门、洁净府"的方法，也就是发汗和利尿，使停留于体内的水分，随汗排出，或从小便排出。

汉代名医张仲景，根据《黄帝内经》治水肿病的理论指导，提出了"腰以上肿当发汗，腰以下肿当利小便"，采用宣肺发汗、健脾制水、温肾化水等方法，治疗水肿病，收到了理想效果。《丹溪心法》将水肿分为"阳水"和"阴水"，其各自的治疗原则自然也是不同的。《中医内科学》教材也将水肿病分为7种基本证型。病机不同，治则各异。

中医临床并没有一味地见水治水，也不是只有利小便一途。偏于实证的，注重发汗、利尿、祛瘀、攻下。偏于虚证的，也注重温养脾肾。所谓"水为阴邪，非阳不化"，温阳也是治疗水肿的重要方法。临床上灵活变通，妙不可言。

◉ 老中医治疗水肿的简便方

有些人现在不太信任中医，认为中医治疗水肿一味用利水药，实则不然，临床辨治水肿除了辨明阳水与阴水之外，还当辨清所在的脏腑。中医治疗水肿灵活变通，辨证论治，具有良好的疗效。

1. 风水相搏证

临床表现：眼睑浮肿，甚者眼合不能开，继则四肢及全身皆肿，来势迅速，多有恶寒发热，肢节酸痛，小便短少等症。偏于风寒者，可兼头痛鼻塞、恶寒无汗、咳喘，舌苔薄白，脉浮滑或浮紧，浮肿较甚者亦可见沉脉。偏于风热者，伴咽喉红肿疼痛、口渴、舌质红、脉浮滑数。

治法：疏风清热，宣肺行水。

方药：越婢加术汤。方用麻黄宣散肺气，发汗解表；生石膏解肌清热；白术、甘草、生姜、大枣健脾化湿。可酌加浮萍、茯苓、泽泻，助宣肺利小便消肿之功。风寒盛者，去石膏加苏叶、桂枝、防风；咳喘甚者，加杏仁、前胡；若咽喉肿痛，加连翘、桔梗、板蓝根；若热重尿少，加鲜白茅根清热利尿；若汗出恶风，为卫气已虚，可用防己黄芪汤加减；若表证渐解，身重而水肿不退者，可按水湿浸渍型论治。

2. 湿毒浸淫

临床表现：身发疮痍，甚则溃烂，或咽喉红肿，或乳蛾肿大疼痛，继则眼睑浮肿，延及全身，恶风发热，小便不利，舌质红，苔薄黄，脉浮数或滑数。

治法：宜肺解毒，利尿消肿。

方药：麻黄连翘赤小豆汤合五味消毒饮。前方中麻黄、杏仁、桑白皮宣肺行水，连翘清热散结，赤小豆利水消肿；后方金银花、野菊花、蒲公英、紫花地丁、紫背天葵增强清解湿毒之力。若脓毒甚者，重用蒲公英、紫花地丁；若湿盛糜烂者，加苦参、土茯苓、黄柏；若血热而红肿，加牡丹皮、赤芍；若风盛而瘙痒者，加白鲜皮、地肤子；若大便不通，加大黄、芒硝。

3. 水湿浸渍

临床表现：全身水肿，按之没指，身体困重，胸闷腹胀，纳呆，泛恶，小便短少，苔白腻，脉沉缓，起病较缓，病程较长。

治法：健脾化湿，通阳利水。

方药：胃苓汤合五皮饮。前方白术、茯苓健脾化湿，苍术、厚朴、陈皮健脾燥湿，猪苓、泽泻利尿消肿，肉桂温阳化气行水；后方桑白皮、陈皮、大腹皮、茯苓皮、生姜皮化湿行气利水。若肿甚而喘，可加麻黄、杏仁、葶苈子宣肺泻水而平喘。

4. 湿热壅盛

临床表现：遍体浮肿，皮肤绷急光亮，胸脘痞闷，烦热口渴，或口苦口黏，小便短赤，或大便干结，舌红，苔黄腻，脉沉数或滑数。

治法：分利湿热。

方药：疏凿饮子。方中羌活、秦艽疏风解表，使在表之水从汗而疏解；大腹皮、茯苓皮、生姜协同羌活、秦艽以去肌肤之水；泽泻、木通、椒目、赤小豆，协同商陆、槟榔通利二便，使在里之水邪从下而夺。疏表有利于通里，通里有助于疏表，如此上下表里分消走泄，使湿热之邪得以清利，则肿热自消。

5. 脾阳虚衰

临床表现：身肿，腰以下为甚，按之凹陷不易恢复，脘腹胀闷，食少便溏，面色萎黄，神倦肢冷，小便短少，舌质淡，苔白腻或白滑，脉沉缓或沉弱。

治法：温阳健脾，化气利水。

方药：实脾饮。方中干姜、附子、草果仁温阳散寒化气，白术、茯苓、炙甘草、生姜、大枣健脾益气，大腹皮、茯苓、木瓜利水祛湿，木香、厚朴、大腹皮理气行水。水湿过盛，腹胀大，小便短少，可加苍术、桂枝、猪苓、泽泻，以增化气利水之力。若症见身倦气短，气虚甚者，可加生黄芪、人参以健脾益气。

6. 肾阳衰微

症状：面浮身肿，腰以下为甚，按之凹陷不起，心悸，气促，腰部冷痛酸重，尿量减少，四肢厥冷，怯寒神疲，面色灰滞或㿠白，舌淡胖，苔白，脉沉细或沉迟无力。

方药：济生肾气丸合真武汤。用六味地黄丸以滋补肾阴；用附子、肉桂温补肾阳，两药配合，则补水中之火，温肾中之阳气；用白术、茯苓、泽泻、车前子通利小便；生姜温散水寒之气；白芍开阴结，利小便；牛膝引药下行，直趋下焦，强壮腰膝。若心悸，唇绀，脉虚或结或代，乃水邪上犯，心阳被遏，瘀血内阻，宜重用附子再加桂枝、炙甘草、丹参、泽兰，以温阳化瘀；若先见心悸，气短神疲，形寒肢冷，自汗，舌紫暗，脉虚数或结或代等心阳虚衰证候，后见水肿诸症，则应以真武汤为主，加人参、桂枝、丹参、泽兰等，以温补心肾之阳，化瘀利水。若见喘促，呼多吸少，汗出，脉虚浮而数,是水邪凌肺,肾不纳气,宜重用人参、蛤蚧、五味子、山茱萸、牡蛎、龙骨,以防喘脱之变。

⚫ 水肿必备家庭小药箱

1. 六味地黄丸

功效:滋阴补肾。

用法:每次四粒,每日三次,吞服。

2. 金匮肾气丸

功效:主治肾阳不足证。腰痛脚软,身半以下常有冷感,少腹拘急,小便不利,或小便反多,入夜尤甚,阳痿早泄,舌淡而胖,脉虚弱,尺部沉细,或沉弱而迟,以及痰饮、水肿、消渴、脚气等。

用法:每次一粒,每日两次,吞服。

3. 五苓散

功效:温阳化气,利湿行水。用于膀胱化气不利,水湿内聚引起的小便不利、水肿腹胀、呕逆泄泻、渴不思饮。

用法:一次6～9g,一日两次,冲服。

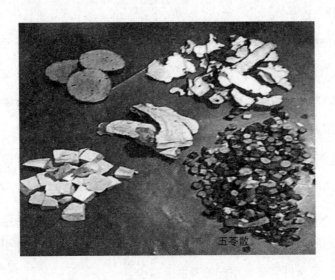

五苓散

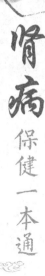

第二节 少 尿

◎ 教您认识少尿

正常人的尿量全天（24小时）在1500mL左右，因为喝水或出汗的多少等其他因素影响而略多或略少都是正常现象。而全天（24小时）尿量明显少于400mL，或是每小时尿量持续少于17mL，就称为少尿。神经性尿闭、膀胱括约肌痉挛、尿道结石、尿道肿瘤、尿路损伤、尿道狭窄、老年人前列腺增生、脊髓炎等病均可以引起少尿。

中医认为，少尿的原因主要是湿热蕴结、肾元亏虚、肺热气壅、脾气不升、肝气郁滞引起的三焦气化不利，或者是瘀精败血、肿块结石引起的尿道阻塞导致的肾和膀胱气化失司。

◎ 哪些原因可以引起少尿呢

1. 肾前性

肾前性尿少是指机体有效循环血量不足导致肾血流减少，会引起少尿。

（1）有效血容量减少：多种原因引起的大出血、休克、重度失水（呕吐、腹泻、烧伤等）、肾病综合征和肝肾综合征，体内大量水分渗入组织间隙和浆膜腔，有效血容量减少，肾血流减少。

（2）心脏排血功能下降：各种原因所致的心功能不全、严重的心律失常等引起血压下降，肾血流减少。

（3）肾血管病变：肾血管狭窄或炎症，肾病综合征、狼疮性肾炎、长期卧床不起所致的肾动脉栓塞血栓形成，高血压危象、妊高征等引起肾动脉持续痉挛或是急性肾衰等引起的肾血流减少。

2. 肾性

肾性尿少是指病变本身在肾脏，由肾实质的病变引起的少尿。

（1）肾小管病变：急性间质性肾炎、生物毒或重金属及化学毒所致的急性肾小管坏死、严重的肾盂肾炎并发肾乳头坏死。

（2）肾小球病变：重症急性肾炎、急进性肾炎，慢性肾炎因严重感染、血压持续增高或肾毒性药物作用引起肾功能急剧恶化。

3. 肾后性

肾后性尿少是指尿路的结石、肿瘤等造成梗阻，导致排尿不畅引起的少尿。

（1）机械性尿路梗阻：如结石、血凝块、坏死组织阻塞输尿管、膀胱进出口或后尿道。

（2）尿路的外压：如肿瘤、腹膜后淋巴癌、前列腺肥大等压迫尿道。

（3）其他：输尿管手术后、结核或溃疡愈合后瘢痕挛缩，肾严重下垂或游走肾所致的肾扭转等。

◉ 教您几个少尿食疗方

1. 冬瓜粥

冬瓜 500g，赤小豆 30g，粳米 60g，薏苡仁 30g，加水适量。先将冬瓜、赤小豆、薏苡仁煮成汤后，再放入粳米煮成粥食用。每日 2 次，煮汤时不宜加盐或极少放盐。适用于下焦湿热少尿者。

2. 金钱草茶

金钱草 20g，竹叶 10g。用沸水冲泡，代茶饮用。适用于尿道结石、肾绞痛少尿者。

3. 茯苓鲤鱼汤

鲤鱼 500g，茯苓 10g。放入清水煮沸，加少许盐调味，吃鱼喝汤，2 日 1 次。补气健脾，利水消肿，适用于脾虚少尿者。

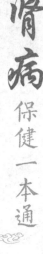
4. 马蹄萝卜粥

马蹄 50g，萝卜 100g，粳米 100g。先煮大米，再放入马蹄、萝卜，文火熬煮 1 小时即可，当早餐食用。清热解毒，利水消肿，适用于湿热蕴结少尿者。

5. 黄精红枣瘦肉粥

黄精 20g，红枣 9 枚，瘦肉片 200g，赤小豆 100g。放入锅中，加水适量，武火煮沸后转文火，熬煮 1 个小时，加少量盐调味。每日 1 次。滋阴补肾，利尿消肿，适用于肺肾阴虚少尿者。

6. 两皮煎

西瓜皮 100g，冬瓜皮 100g，同煎，去渣代茶饮，每日 1 次，有利尿通淋作用。适用于湿热蕴结少尿者。

7. 薏苡仁绿豆汤

薏苡仁 30g，绿豆 30g，同煎，加白糖少许内服，有祛湿清热解毒的作用。适用于热毒郁结少尿者。

8. 车前粥

鲜车前草 50g，粳米 100g，将车前草洗净、切碎，与粳米同煎，每日 1 次，有利尿通淋作用。适用于下焦湿热少尿。

9. 山药扁豆粥

山药 30g，扁豆 30g，粳米 100g，加水适量，煮粥食用，一日分 2 次。健脾利湿，用于脾虚湿盛少尿、纳呆者。

◉ 少尿，低钠饮食很重要

钠是人体必需的元素，在调节血压、血容量、酸碱平衡、体液平衡方面有重要作用。长期摄入过多的钠，不仅会引起高血压，还会加重肾脏的负担。尤其是对于肾功能异常的患者，肾脏不能排除过多的钠，容易造成水钠潴留，甚至引发心肺功能衰竭。因此，少尿患者体内本身就有水钠潴留，更要严格控制钠的摄入。

日常生活中，钠的主要来源是食用盐，酱油、味精、沙司等调味品中也还有不少的钠，而方便面、腊肉、红肠、午餐肉、面包、饼干中也隐藏着很多钠。因此，对于少尿患者，在选购食材时，一定要注意仔细查看食物的配料表或者是营养成分表，充分了解食物中的钠含量，避免不知不觉中摄入过多的钠。

部分肾脏病患者会通过食用低钠盐来减少钠的摄入。低钠盐的主要成分是氯化钠和氯化钾，钠的含量比普通食盐的含量要低 30% 以上。但是对于少尿的患者而言，不可用低钠盐，因低钠盐中的钾含量较高。少尿时体内钾本来就排不出，再用低钠盐会进一步增加血钾浓度，高钾血症可能引发心脏骤停等严重后果，因此，少尿患者因慎用或禁用低钠盐。

◉ 少尿就是肾衰吗

这个问题的答案是否定的，引起少尿的原因有很多。但是很多患者一旦出现少尿，就会担心是不是肾功能衰竭。我们可以根据伴随症状来进行相应的判断。

1. 肾衰还有下列并发症

高钾血症、代谢性酸中毒、急性心力衰竭、急性肺水肿，还有毒素聚集体内出现的恶心、呕吐、烦躁、意识障碍或昏迷，甚至抽搐等症状，血中尿素氮和肌酐水平明显升高。

2. 其他伴随症状

（1）若少尿伴有肾绞痛，常见于肾动脉血栓或肾结石。

（2）若少尿伴心悸气促、胸闷不能平卧，常见于心功能不全，如急慢性心力衰竭。

（3）若少尿伴大量蛋白尿、水肿、高脂血症和低蛋白血症，常见于肾病综合征。

（4）若少尿伴有乏力、纳差、腹水和皮肤发黄，常见于肝肾综合征。

（5）若少尿伴血尿、蛋白尿、高血压和水肿，常见于急性肾炎、急进性肾炎。

（6）若少尿伴有发热、腰痛、尿频、尿急、尿痛，常见于急性肾盂肾炎。

（7）男性患者少尿伴有排尿困难，常见于前列腺肥大。

◉ 治疗少尿的单方验方

1. 冬虫夏草每日 5 ~ 10g，20 天一个疗程，煎汤或研粉口服，补肾益精，适用于急性肾衰。

2. 威灵仙、金钱草各 60g，水煎内服，每日一次。治疗结石梗阻小便量少。

3. 琥珀 30g，芒硝 30g，硼砂 20g，海金沙 15g，共研细末，每次内服 2 ~ 3g，每日 2 次。适用于结石梗阻导致的少尿。

◉ 少尿，看病前准备好回答这五个问题

1. 什么时候出现少尿的？已经持续多长时间了？

2. 少尿到什么程度？最好自测 24 小时尿量。

3. 少尿的发生有无明显诱因，如休克、大出血、脱水或心功能不全等？是逐渐发生还是突然发生？

4. 有无泌尿系统疾病，如慢性肾炎、尿道结石、前列腺肥大等？

5. 少尿有无伴随症状，如肾绞痛、发热、尿频、尿痛、心悸、血尿等。

◉ 少尿，需要进行哪些检查

1. 尿常规、肾功能检查

此检查可辅助诊断肾实质性损害和肾衰。

2. 泌尿系统 B 超

此检查可帮助了解双肾、膀胱、输尿管是否有结石或者其他占位性病变，了解前列腺是否有肥大压迫输尿管等。

3. 膀胱尿道镜

通过膀胱尿道镜做逆行插管造影，可了解尿道及膀胱是否有梗阻和病变。

4. 泌尿系统 CT

泌尿系统 CT 适合于 B 超发现泌尿系统病变或可疑病变，但 B 超检查效果不好者，可了解双肾、膀胱等是否有炎症、肿瘤、结石梗阻，以及是否有肾血管病变。

5. 肾脏活检

对于临床上判断为肾脏实质病变的患者需要进一步做肾活检以明确诊断。

◉ 少尿不能盲目摄入液体

正常情况下，人体水的摄入量与排出量处于一个动态平衡，当少尿时，动态平衡被打破而出现水钠潴留。有些患者见少尿，就盲目增加液体的摄入量，殊不知这样反而会加重肾脏的负担，加重病情。

对于肾衰患者而言，严重的水钠潴留会引起心力衰竭，因此不能见少尿就盲目摄入液体，而是要合理控制。除去尿液排出的水，人体每日通过皮肤蒸发、肺部呼出以及粪便排出的水一般是较为恒定的，大概是 1000mL。一日三餐膳食中本身就含有水分，含水量大概是 800mL 左右。对于肾衰的患者，在没有补液的情况下，液体摄入量 = 尿量 +500mL，这个量包括饮水、牛奶、果汁等。

此外，尿路因结石、肿瘤梗阻的患者，在梗阻未解除之前应该要禁水。如果此时还盲目增加水的摄入量，尿液不断增多且排不出，将可能造成膀胱破裂。

◉ 缓解少尿的几个小妙招

1. 取嚏或探吐法

打喷嚏或呕吐，前者能开肺气，后者能举中气而通下焦之气，是一种简单有效的通利小便方法。其方法是用消毒棉签，向鼻中取嚏或喉中探吐；也有的用皂角粉末 0.3 ~ 0.6g，鼻吸取嚏。

2. 外敷法

可用葱白 500g，捣碎，入麝香少许拌匀，分 2 包，先置脐上 1 包，热熨约 15 分钟，再换 1 包，以冰水熨 15 分钟，交替使用，以通为度。

3. 导尿法

若经过服药、外敷等法治疗无效，而小腹胀满特甚，叩触小腹部膀胱区呈浊音，当用导尿法以缓其急。

4. 灌肠疗法

生大黄 15 ~ 30g，附子 9g，牡蛎 30g，蒲公英 30g。上药浓煎至 300mL 左右，适温通过肛管保留灌肠，时间 45 分钟左右，每日 1 次，3 ~ 7 天为 1 个疗程。大黄用量不宜太多，保持灌肠后大便每日 2 ~ 3 次为宜。

◎ 如何预防少尿发生，您知道吗

平时要注重锻炼身体，增强抵抗力，保持心情舒畅，切忌忧思恼怒。消除可以引起发生少尿的原因，如，外阴不洁、过食肥甘辛辣、过量饮酒、贪凉、纵欲过劳等，这些因素会引起外邪入侵和湿热内生。要积极治疗淋证和水肿、尿路及尿路周边肿瘤、结石等疾病，对防治少尿均有重要意义。

◎ 少尿西医怎么治

1. 由于泌尿系统结石梗阻引起的少尿，采用体外冲击波碎石，若无条件者，一般考虑手术治疗。

2. 对于体内血容量下降的情况，肾脏本身灌注不足，给予静脉补液，并积极纠正酸碱失衡，增加肾脏血流灌注。

3. 对于各种肾实质性病变，去除诱因，积极抗感染，使用利尿剂，静脉输注白蛋白提高胶体渗透压。

4. 使用糖皮质激素控制炎症，保护肾脏，对于肾炎早期治疗有重要的意义。常使用的糖皮质激素药物主要有以下几类：短效激素，如氧化可的松和可的松；中效激素包括泼尼松、泼尼松龙、甲泼尼龙（甲基强的松龙）、曲安奈德（去炎松）；长效激素包括地塞米松、倍他米松等。患者要注意激素的使用方法，严格遵循医嘱。

5.根据患者情况，还会应用免疫抑制剂或细胞毒药物治疗，此外还要积极治疗各种并发症。对于急慢性肾衰患者有透析指征时，进行肾脏替代治疗——腹膜透析或者血液透析。

◉ 中医辨证治疗少尿效果好

1. 膀胱湿热

临床表现：小便量少而短赤灼热，甚至点滴不通，小腹胀满，口干口苦，或口渴不欲饮，或大便秘结，食欲不佳，舌红苔黄腻，脉数。

治法：清热利湿，通利小便。

方药：八正散。药用木通、车前子、萹蓄、瞿麦通闭利小便，山栀清化三焦之湿热，滑石滑利窍道、利水通淋，合甘草清利下焦之湿热，大黄通便泻火，清热解毒。

2. 肺热壅盛

临床表现：尿量减少，甚至点滴不通，咽干，烦渴欲饮，呼吸急促或咳嗽，苔薄黄，脉数。

治法：清肺热，利水道。

方药：清肺饮。药用以黄芩、桑白皮清泄肺热，源清而流自洁；麦冬滋养肺阴，上源有水水自流；车前子、木通、山栀、茯苓清热而利小便。

3. 肝郁气滞

临床表现：小便不通，或通而不爽，胁腹胀满，情志抑郁，或多烦易怒，舌红，苔薄白活薄黄，脉弦。

治法：疏利气机，通利小便。

方药：沉香散。药用沉香、陈皮疏肝行气，石韦、冬葵子、滑石通利水道，当归、王不留行行气活血，白芍、甘草柔肝缓急。

4. 尿道阻塞

临床表现：小便点滴而下，或尿细如线，甚则点滴不通，小腹胀满疼痛，舌质紫暗或有瘀点，脉细涩。

治法：行瘀散结，通利水道。

方药：代抵当丸加减。方中大黄攻逐瘀血，芒硝软坚，桃仁通经，当归尾通经活络，桂枝助大黄以通行经脉，生地清热凉血滋阴，肉桂助膀胱气化以通尿闭，用量宜小，以免助热伤阴。

5. 脾气不升

临床表现：小便欲出而不得出，或量少而不爽利，乏力气短，语声低微，小腹坠胀，精神不振，食欲不佳，舌质淡，脉弱。

治法：益气健脾，化气利尿。

方药：补中益气汤合春泽汤。药用人参、黄芪、当归益气养血；陈皮、白术健脾运湿；桂枝通阳，以助膀胱之气化；升麻、柴胡升清气而降浊阴；猪苓、泽泻、茯苓利尿渗湿，诸药配合，共奏益气健脾，升清降浊，化气利尿之功。

6. 肾阳衰惫

临床表现：小便不通或点滴不爽，排出无力，畏寒怕冷，腰膝冷而酸软，面色㿠白，神气怯弱，舌淡，苔薄白，脉沉细而弱。

治法：温补肾阳，化气利尿。

方药：济生肾气丸。药用肉桂、附子补下焦之阳，以鼓动肾气；六味地黄丸滋补肾阴；牛膝、车前子补肾利水，故本方可温补肾阳，化气行水，使小便得以通利。

◉ 少尿必备家庭小药箱

1. 济生肾气丸

功效：温肾化气，利水消肿。

主治：用于肾虚小便不利、水肿、腰膝酸重、喘咳。

用法用量：口服，9g，每日 2 ~ 3 次。

2. 复方石韦片

功效：清热燥湿，利尿通淋。

主治：用于下焦湿热所致的小便不利、尿频、尿急、尿痛、下肢浮肿；急性肾小球炎、肾盂肾炎、膀胱炎、尿道炎见上述证候者。

用法用量：吞服，每次 5 片，每日 3 次，15 天为 1 个疗程，可连服 2 个疗程。

3. 肾衰宁片

功效：益气健脾，活血化瘀，通腑泄浊。

主治：用于脾失运化、升降失调、瘀浊阻滞所引起的小便不利、腰痛疲倦、面色萎黄、恶心呕吐、食欲不振、大便黏滞及多种原因引起的慢性肾功能不全见上述证候者。

用法用量：吞服，每次 4 ~ 6 片，每日 3 ~ 4 次，45 天为 1 个疗程。

4. 结石通片

功效：利尿消炎，通淋镇痛，止血化石。

主治：用于泌尿系统感染、膀胱炎、肾炎水肿、尿道结石等见小便不利、淋沥混浊、尿道灼痛者。

用法用量：吞服，每次 3 ~ 4 片，每日 3 次，或遵医嘱。

5. 五苓胶囊

功效：温阳化气，利湿行水。

主治：用于阳不化气、水湿内停所致的小便不利、水肿腹胀、呕逆泄泻、渴不思饮等。

用法用量：吞服，每次 3 粒，每日 2 次。

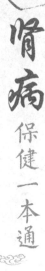

第三节　多　尿

◉ 教您认识多尿

健康成人 24 小时的排尿量在 1500mL 左右，日尿量与夜尿量之比为 2∶1 至 3∶2。若 24 小时尿量大于 2500mL，或尿量大于 2mL/min 者，称为多尿。严重者 24 小时尿量大于 4000mL，就称为尿崩。多尿分为生理性多尿和病理性多尿。生理性多尿是指饮水或进食含水量多的食物后，出现的一过性尿量增多。病理性多尿则是由于肾脏本身病变或全身性病变影响肾脏浓缩功能而引起的尿量增多，如糖尿病、各种肾小管疾病、尿崩症、急性肾衰的恢复期等。

中医认为，多尿与肺、脾、肾及三焦的气化功能失常，膀胱不固，不能蓄藏水液有关。《黄帝内经》指出："水泉不止者，是膀胱不藏也。"先天不足，肾阳虚衰，不能固摄束液，津液宣下而引起多尿；或肾阴虚弱，"无阴则阳无以化"，以致肾气失固，发为多尿；肺为水之上源，肺气不宣，津液下行，发为多尿；脾主升清，中气不足，清阳不升，下行为多尿或便溏。

◉ 哪些原因可以引起多尿呢

1. 暂时性多尿

饮水或进食含水量多的食物，过量食糖，以及使用利尿剂后，可以出现短时间内尿量增多。

2. 持续性多尿

持续性多尿主要是因为肾脏病变或者是内分泌障碍。

（1）肾脏病变包括：①肾小管浓缩功能不全。99% 以上肾小球滤液将在肾小管被重吸收。因此肾小管浓缩功能不全是多尿的常见原因。见于慢性肾炎、慢性肾盂肾炎、肾小球硬化症，药物、重金属等造成的肾小管损伤，或者是急性肾衰多尿期。②肾性尿崩症：肾远曲小管和集合管存在先天性缺陷，对抗利尿激素反应性降低，水分重吸收减少而尿量增多。

（2）内分泌代谢障碍包括：①垂体性尿崩症。因下丘脑－垂体病变使抗利尿激素分泌减少，肾远曲小管吸收水分下降，排出低比重尿，尿量24小时可超过 5000mL。②糖尿病。多尿是糖尿病的主要表现之一，就是因为尿内含糖高，引起溶质性利尿，尿量增多。③甲状旁腺功能亢进症。血液中钙含量和尿中磷含量过高，引起溶质性利尿，尿量增多。④原发性醛固酮增多症，引起血钠浓度高，并大量失钾，肾小管上皮细胞呈空泡变形，浓缩功能减退，尿多，口渴且多饮。

3. 精神因素

精神性多饮患者，常自觉烦渴而大量饮水，引起多尿。

◉ 教您初步判断多尿病因

1. 多尿伴有烦渴、多饮、尿比重小于 1.006，见于尿崩症；若同时伴有神经症状，可能为精神性多饮。

2. 多尿伴有多饮、多食和消瘦，血糖、尿糖均升高，见于糖尿病。

3. 多尿伴有高血压、低血钾、肌无力或者是周期性瘫痪，见于原发性醛固酮增多症。

4. 多尿伴有酸中毒、骨痛、骨软化或肌麻痹、幼儿生长发育迟缓，见于肾小管性酸中毒。

5. 少尿数天后出现多尿可见于急性肾小管坏死恢复期。

◉ 肾衰恢复期为何出现多尿

一般患者都会知道，肾衰会出现少尿。这是因为在慢性肾衰时，肾单位受损，出现肾小球滤过功能下降，体内水液无法通过肾小球变成尿液；或者是肾小管坏死，大量脱落的肾小管上皮堵塞肾小管，所以表现为少尿甚至是无尿。

在肾衰恢复期，肾小管细胞再生、修复，肾小管完整性恢复，肾小球滤过率逐渐恢复正常或接近正常范围。此时患者开始出现多尿，每日尿量可达 3000 ~ 5000mL 或更多。通常持续 1 ~ 3 周，继而再恢复正常。

◉ 多尿，看病前准备好回答这九个问题

1. 什么时候出现多尿的？已经持续多长时间了？

2. 多尿到什么程度？最好自测 24 小时尿量。

3. 是否正在服用利尿剂？

4. 同时伴有哪些不适症状？如有无口渴、肌无力、周期性瘫痪、骨痛、易饥多食、短期内迅速消瘦等。

5. 全天摄入水量大致是多少毫升？

6. 有无慢性病史，如糖尿病、慢性肾炎、慢性肾盂肾炎等。

7. 正在服用哪些药物？

8. 是否有化学物品、重金属中毒史？

9. 是否有家族史？

◉ 多尿需要进行哪些检查

1. 尿常规检查

尿比重在 1.010 左右，提示慢性肾脏疾病或肾小管功能障碍；尿比重在 1.006 以下，提示可能为尿崩症引起的多尿；尿 pH 值降低，可能是肾小管酸中毒。

2. 尿糖及血糖测定

尿糖阳性，血糖升高，提示可能为糖尿病引起的多尿。

3. 血电解质测定

血钙增高，提示可能为甲状旁腺功能亢进引起的多尿；血钾降低，提示为低血钾疾病引起的多尿。

4. 血抗利尿激素测定

抗利尿激素降低，提示为尿崩症性多尿。

5. 禁水加压素试验

对尿崩症患者进行禁水加压素试验以鉴别是肾性尿崩症还是垂体性尿崩症。垂体性尿崩症患者禁水注射加压素后效果明显，尿量下降，尿比重、渗透压上升，而肾性尿崩症对之反应不明显。

6. 浓缩与稀释实验

夜尿超过 750mL 是肾功能不全的早期表现；肾功能严重损伤时，尿比重可固定在 1.010（等张尿）。

7. 颅脑 CT 或核磁共振

对疑似垂体性多尿患者，进行 CT 或核磁共振检查以确定脑垂体是否有垂体瘤等病变。

◉ 教您如何预防多尿发生

1. 避免过多水分摄入，如睡前控制饮水量；晚餐尽量不喝汤、稀饭、饮尿、浓茶、咖啡等；尽量避免下午或睡前静脉输液等。

2. 服利尿剂时，应在早晨一次性服用。

3. 服用药物方面，要慎用颠茄、阿托品、普鲁本辛等药物，因为这类药物能削弱膀胱肌肉的收缩能力，引起排尿困难。

4. 慎用对肾脏有毒性的药物，特别应重视避免滥用以下几类中药：①含有马兜铃酸的中药及其制剂，如关木通、广防己、青木香、天仙藤、寻骨风、龙胆泻肝丸等。②动物类中药，如斑蝥、鱼胆、全蝎、蜈蚣、蛇毒等。③矿物类中药，如含砷类的砒石、砒霜、雄黄、红矾；含汞类的朱砂、升汞、轻粉；含铅类的铅丹）和其他矿物类，如明矾等。

5. 去除病因，如及时治疗前列腺增生、慢性肾盂肾炎、膀胱或尿道的炎症、糖尿病、高尿酸血症等疾病。

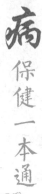

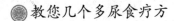 **教您几个多尿食疗方**

1. 山药炖猪肚

猪肚、山药各适量。先将猪肚煮熟，再入山药同炖至烂，稍加盐调味。空腹食用，每日1次。滋养肺肾，适用于消渴多尿。

2. 金樱核桃鸡肉汤

金樱子15g，核桃仁15g，鸡肉200g。将鸡肉加清水以武火煮沸后，改用文火炖1小时，然后加入金樱子、核桃仁再炖，少盐调味即成，每日1次。补肾壮阳，涩精止漏。适用于肾阳虚多尿者。

3. 鸡肠汤

鸡肠100g，巴戟天10g，肉苁蓉15g，生姜适量。将巴戟天、肉苁蓉洗净，装入纱布袋内，扎紧袋口，与鸡肠同煮，武火煮沸后，文火煮1小时，捞出药袋，调味即成，每日1次。温补肾阳，固涩敛尿。适用于肾阳衰败之多尿、气短喘促、腰膝酸软、形寒肢冷等。

4. 首乌山药乌鸡汤

制首乌120g，山药60g，黑芝麻120g，红枣120g，黑枣60g，乌鸡1只，将诸药与乌鸡放入砂锅内，加水适量，文火熬煮3小时，分多次内服。适用于肺、脾、肾三脏虚弱多尿者。

5. 萝卜汁

用生萝卜250g捣汁服，或以汁煮粥饮之，用治低钾性肾病多饮尿多患者。

6. 乌鸡汤

制首乌、山药、黑芝麻、红枣、黑枣适量，乌鸡1只，炖服。滋补肾精，适用于肾虚多尿。

7. 山药茱萸粥

山药30g，山茱萸20g，粳米50g，加水适量，熬粥。补肺益肾，适用于阴虚多尿。

◉ 治疗多尿的单方验方

1. 三消汤

浮小麦 15g，黄芪 15g，党参 15g，伏龙肝 30g。益气固涩，用于气虚尿多者。

2. 玉泉散

天花粉 15g，葛根 30g，山药 30g，黄芪 20g，知母 10g，五味子 6g，滋阴清热，用于阴虚内热多饮多尿者。

3. 苦参益母草方

苦参 20g，益母草 20g，炙甘草 15g，水煎服，每日 1 剂，适用于心悸、多尿、脉结代患者。

4. 甘草粉

甘草粉 5g，冲服，每日 4 次，连用 4 周为 1 个疗程，可用 3 个疗程。适用于气虚多尿者。

5. 羚羊角粉

羚羊角粉 0.6g，冲服或煎水服，每日 1～2 次。适用于多尿重症。

◉ 针灸治疗多尿效果佳

1. 针刺阴陵泉、三阴交、肺俞、足三里。手法以补为主，适用于脾肺虚弱型多尿者。

2. 穴位分成三阴交、关元、肾俞、足三里和气海、命门、腰俞、肺俞两组，交替使用，平补平泻，每日 1 次，适用于肾虚型多尿患者。

3. 针刺中极、膀胱俞、三阴交，肾阳虚惫者加命门、腰阳关；脾肾两虚者加肾俞、脾俞、太溪。提插捻转补法，针后加灸。用于肾阳虚尿多者。

4. 灸气海、肾俞、关元、命门等穴，每日灸 1 次，每穴灸 3～5 壮。神疲乏力者加胃俞、三阴交。

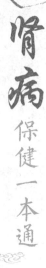

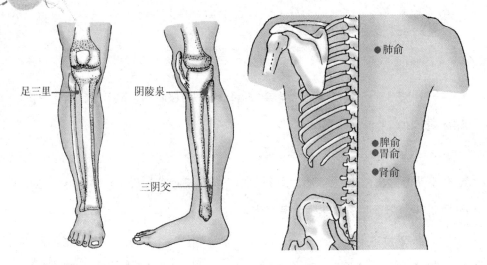

足三里　　　　阴陵泉　　　　　●肺俞

三阴交　　　　　　　●脾俞
　　　　　　　　　●胃俞
　　　　　　　　　●肾俞

5. 耳针取肾、缘中、膀胱、脾、胃、尿道等穴。每次选 2 ~ 3 次，捻转中等刺激，留针 20 ~ 30 分钟，每日或隔日 1 次。10 次为 1 个疗程。

◎ 多尿西医怎么治疗

1. 基本原则是供给大量液体，防止脱水。一般用低张 2.5% ~ 3% 的葡萄糖溶液补液。

2. 限制溶质摄入量，如低盐（每日 1mmol/L）、低蛋白饮食，以减少对水的需求量。

3. 应用利尿药如氢氯噻嗪 25mg，每日 3 次，可使尿量减少 50%，但是应用此药时应限制钠盐的摄入，同时应定期检测血钾和血尿酸水平。

4. 吲哚美辛，特别是与氢氯噻嗪并用时，可使尿量明显减少。

5. 对症治疗，如并发低血钾或其他电解质缺乏，可不补充钾盐或相应电解质。药物引起的中毒性肾病，应停用该药；重金属引起的中毒性肾病，应减少接触并用解毒药。

6. 手术治疗，对于甲状旁腺功能亢进引起的肾脏损害出现多尿，可以切除甲状旁腺瘤。切除指征：肾结石、骨痛、血清钙高于 2.5mmol/L。对于肾上腺皮质腺瘤导致的原发性醛固酮增多症应予手术治疗，疗效较好。

◉ 中医辨证治疗，帮您摆脱多尿困扰

1. 肺胃热盛

临床表现：烦渴多饮多尿，消谷善饥，便秘。舌红，苔黄燥，脉洪数或细数。

治法：清胃泻火，养阴生津。

方药：白虎汤加减。方中石膏辛甘大寒，入肺胃二经，功善清解，透热出表，为君药；知母苦寒质润，一助石膏清肺胃热，二能滋阴润燥；佐以粳米、炙甘草益胃生津除烦渴；山茱萸、山药补脾肾，麦冬益气养阴。

2. 肺脾气虚

临床表现：尿多，吐涎沫，纳差，胃口不佳，气短乏力，便溏，脉虚弱。

治法：补脾益肺，化气行水。

方药：补中益气汤加减。方中重用党参、黄芪益气升清；白术、炙甘草健脾；黄精、玉竹平补脾肺；升麻、柴胡、葛根药性升散，助参芪升清；陈皮理气行水，当归养血行水；桂枝加强膀胱气化之力。

3. 中阳虚弱

临床表现：小便频数，溲清如水，面白少华，昏倦乏力，纳呆，口渴多饮。舌淡，苔白腻，脉细弱。

治法：通阳化气，健脾生津。

方药：五苓散加减。方中茯苓、猪苓甘淡，入肺而通膀胱；泽泻甘咸，入肾与膀胱经，能利水渗湿；白术健脾燥湿；桂枝辛温助膀胱气化；党参、山药补益肺脾，沙参滋阴生津，防辛温燥湿太过。

4. 肾阴亏损

临床表现：尿频量多，口唇干燥多饮，形体消瘦，面色无华，腰膝酸软。舌红，苔薄少，脉沉细数。

治法：补肾敛尿，生津止渴。

方药：左归丸合生脉散加减。方中鹿角、龟甲通补督任二脉，熟地黄、

山茱萸、山药补肾，枸杞子、五味子、菟丝子补肾敛尿，西洋参、麦冬益气养阴。

5. 气阴两虚

临床表现：多饮多尿，消瘦乏力，自汗气短，口干舌燥，腰酸，或五心烦热，大便秘结。舌嫩红，苔薄白少津，或少苔，脉细弱。

治法：益气养阴，滋肾固精。

方药：生脉散合六味地黄丸加减。方中生地黄滋阴益肾，山茱萸养肝肾而益精，山药补脾阴而摄精微，三药合用，以达到三阴并补之功；又配茯苓淡渗脾湿、以助山药之益脾，牡丹皮清泻肝火，又制山茱萸之温；炙甘草、麦冬、党参、五味子养阴益气生津，芦根、石斛生津除烦解渴。

6. 肾阳虚寒

临床表现：尿多色清，尿频而夜间尤甚，腰膝酸软，畏寒肢冷，脉沉细。

治法：温肾壮阳，固摄水泉。

方药：右归丸合缩泉丸加减。方中附子、肉桂温阳，熟地黄、山茱萸、山药补肾，杜仲、补骨脂、巴戟天温润补火，鹿角片温督补阳，五味子、菟丝子、乌药、益智仁涩尿收敛。

7. 阴阳两虚

临床表现：饮一溲一，口干多饮，皮肤干燥，消瘦，腰膝酸软，阳痿早泄，形寒肢冷，面色白。舌淡苔白，脉沉细弱或沉微。

治法：温肾滋阴，缩尿升津。

方药：金匮肾气丸加减。方中以附子、桂枝为主药，意在补肾中阳气、命门之火；再辅以地黄等六味药物滋补肾阴，促生阴液，阴阳并补；再加乌药、益智仁涩尿收敛。

◉ 尿多必备家庭小药箱

1. 六味地黄丸

功效：滋阴益肾。

主治：适用于肾阴不足证。头晕耳鸣，腰膝酸软，骨蒸潮热，盗汗遗精，消渴，多尿。

用法用量：1次6g，1日3次，吞服。

2. 左归丸

功效：滋阴益肾。

主治：适用于肾精亏损证，腰酸膝软，盗汗，神疲口燥，尿多。

用法用量：1次6g，1日3次，吞服。

3. 右归丸

功效：温补肾阳。

主治：适用于肾阳不足证，腰膝酸冷，精神不振，怯寒畏冷，阳痿遗精，大便溏薄，尿频而清。

用法用量：1次6g，1日3次，吞服。

4. 尿毒清

功效：通腑降浊，健脾利湿，活血化瘀。

主治：适用于脾虚湿浊证或脾虚血瘀证。可降低肌酐、尿素氮，稳定肾功能，延缓透析时间；另外尿毒清颗粒对改善肾性贫血、提高血钙、降低血磷也有一定的作用。

用法用量：每次1~2包。1日3次，冲服。

第四节　尿　频

教您认识尿频

尿频是指排尿次数增多。正常人白天排尿4~6次，就寝后0~2次。如果排尿次数增多就称为尿频。尿频分为生理性和病理性两种。生理性主要是因为饮水过多，精神紧张或气候寒冷时排尿次数增多属正常现象。特点是每次尿量不少，也不伴随尿频、尿急等其他症状。病理性尿频则除了排尿次数增多，还会伴有尿量异常、排尿异常以及其他的异常表现。

中医认为，尿频的病位在肾与膀胱且与肝脾有关。其病机主要是肾虚、膀胱湿热、气化失司。肾与膀胱相表里，肾气的盛衰，直接影响膀胱的气化与开合。尿频日久不愈，热伤阴，湿伤阳，易致肾虚；肾虚日久，湿热秽浊邪毒容易侵入膀胱，引起尿频的反复发作。因此，肾虚与膀胱湿热在尿频的发生、发展及病机转化中具有重要的意义。尿频有虚有实，初病多实，久病多虚，初病体弱及久病患者，亦可虚实并见。实证多在膀胱和肝，虚证多在肾和脾。

◉ 尿频是怎样发生的

膀胱是由平滑肌组成的空腔脏器，它的作用是储存尿液和排尿。膀胱本身有很好的伸缩性，当尿液达到一定量，其产生的压力超过膀胱的耐受程度时，人就有了尿意，需要排尿。正常成人膀胱的容量是 400mL，通常储存尿液到 200mL 时，就会有轻微的尿意，但是正常人一般尿液超过 200mL 时，才会排尿。有时候甚至憋尿，一次排尿可以达到 400mL。当身体素质、性功能下降时，提示体内的雄激素水平下降，膀胱平滑肌的肌纤维张力也会下降，使得膀胱的伸缩性降低。当膀胱里的尿液量还不到 200mL 时，它所产生的压力就已经开始强烈刺激膀胱壁，这就有了排尿的要求而出现尿频。

◉ 为何会出现尿频

1. 生理性尿频

因精神紧张、气候寒冷、大量饮水时，通过肾脏的调节作用，尿量增多，排尿次数亦增多，便出现尿频，这是正常情况。每次排尿的量不多，也不伴有其他不适症状。

2. 病理性尿频

（1）多尿性尿频：因尿量异常增加所致。排尿次数增多，每次尿量无明显变化。多见于糖尿病、尿崩症、肾衰的恢复期、精神性多饮等。

（2）炎症性尿频：膀胱有炎症时，尿意中枢处于兴奋状态，产生尿频，并且尿量减少。因此，尿频是膀胱炎的一个重要症状，尤其是急性膀胱炎、结核性膀胱炎更为明显。其他如前列腺炎、尿道炎、肾盂肾炎、小儿慢性阴茎头包皮炎、外阴炎等都可出现尿频。在炎症刺激下，往往尿频、尿急、尿痛同时出现，被称为"尿路刺激征"。尿液镜检可见炎性细胞。

（3）排尿功能障碍性尿频：某些因素可引起排尿功能障碍，例如前列腺炎可引起尿道括约肌过度收缩，导致膀胱出口梗阻与残余尿形成，造成尿液反流入前列腺，不仅可将病原体带入，也可直接刺激前列腺，诱发无菌的"化学性前列腺炎"，引起排尿异常和骨盆区域疼痛等。

（4）非炎症刺激性尿频：如尿道结石、异物，通常以尿频为主要表现，可伴有血尿。

（5）膀胱容量减少性尿频：为持续性尿频，每次的尿量较少，药物治疗难以缓解。如膀胱占位性病变、结核性膀胱挛缩或较大的膀胱结石等。还可见于妊娠子宫增大或卵巢囊肿等压迫膀胱也可引起持续性尿频。

（6）精神神经性尿频：尿频而每次尿量少，仅见于白昼，或夜间入睡前，常属精神紧张，见于中枢及周围神经病变如神经源性膀胱、癔症。此时亦可伴有尿急、尿痛。尿液镜检无炎性细胞。

（7）尿道口周围病变：尿道口息肉、尿道旁腺囊肿等刺激尿道口引起尿频。

 为何老年女性更容易出现尿频

临床观察发现，老年女性发生尿频的概率特别高，严重影响了她们的日常生活。主要有下列几个方面的原因：

1. 生理上，女性的尿道较男性短且宽弛，细菌易于进入；而且，女性的尿道口与阴道和肛门邻近，无论是阴道还是肛门周围，都有大量细菌，而阴道的分泌物及经血会使细菌更容易繁殖。因此，女性本身就容易发生泌尿系统的感染而出现尿频。

2. 女性从 40 岁开始进入更年期，雌激素水平下降，导致尿道组织变薄而且无力，膀胱的支撑能力下降。年龄超过 65 岁后，这些情况就进一步加重。因此，老年女性更容易出现尿频。

3. 老年女性出现神经源性疾病或者精神性疾病的可能性更大，情绪波动大，焦虑症、强迫症等发生的概率更高，也会导致尿频症状反复出现。

◎ 尿频就是多尿吗

不少患者将多尿和尿频混为一谈，认为多尿就是尿频，这是错误的认识。尿频是指排尿次数的增加，白天排尿次数超过 6 次以上，或夜尿次数超过 2 次以上，就称为尿频。多尿是指尿量的增加，24 小时总尿量超过 2500mL 以上。尿频虽然排尿次数增加，但是如果是因尿路感染、尿道结石、膀胱占位性病变、妊娠期子宫压迫、膀胱结核、精神因素等导致的尿频，每日总尿量并不会升高。总的来说，多尿一定会伴有排尿次数增加，而尿频就不一定伴有多尿了。

◎ 尿频，看病前准备好回答这七个问题

1. 什么时候出现尿频的？已经持续多长时间了？尿频发生前是否有明显诱因？

2. 白天和夜间就寝后排尿的次数大概是多少？

3. 每日液体摄入量是否过多？

4. 每次排尿量是多少？最好自测每次排尿量及 24 小时总尿量。

5. 排尿时是否伴有腰痛、尿急、尿痛？

6. 是否有发热、口渴、乏力、盗汗、心烦、焦虑、消瘦等症状？

7. 是否有慢性病史，如糖尿病、慢性肾炎、肾结石、膀胱结核？男性患者是否有前列腺疾病？女性患者是否怀孕？

◉ 尿频需要进行哪些检查

1. 尿常规及尿沉渣检查

尿常规检查能确定是否有炎症。若有炎症须进一步做尿沉渣检查，进行细菌计数、中段尿细菌培养和药敏。反复细菌培养可以确定是否有淋球菌、衣原体、支原体、结核菌等感染。红细胞血尿要考虑是否有结石、肿瘤、膀胱炎、尿路结核等。

2. 静脉肾盂造影

了解是否有尿道解剖异常，是否有肾盂肾炎、结核、结石等占位性病变。

3. 排尿性膀胱造影

了解是否有膀胱输尿管反流。

4. 泌尿系统 B 超

了解是否有肿瘤、结石等占位性病变。

5. 泌尿系统 CT 或核磁共振检查

此类检查适合于 B 超发现泌尿系统病变或可疑病变，但 B 超检查效果不好者，能进一步了解是否有炎症、肿瘤、结石等病变。

◉ 您知道如何预防尿频发生吗

增强体质，防止情志内伤，消除各种外邪入侵和湿热内生的有关因素，如忍尿、过食肥甘、纵欲过劳、外阴不洁等，是预防尿频发病及病情反复的重要方法。注意妊娠及产后卫生，对女性预防尿频发生有重要意义。积极治疗糖尿病、急慢性肾炎等疾患，避免不必要的导尿及泌尿道器械操作，也可减少尿频的发生。平时应多喝水，饮食宜清淡，忌肥腻香燥、辛辣之品，注意房事卫生，都可以有效防止尿频的发生。

第二章　常见肾病症状及未病先防

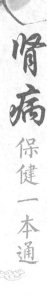

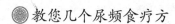

◉ 教您几个尿频食疗方

1. 越橘果酱

越橘果 250g，白糖适量。加适量水煮沸，改为小火熬煮成酱状，盛入瓶罐内储藏冷藏。可解毒利尿，适于尿路感染者食用。越橘有解毒利尿的功效，用于治疗肾结石、急性尿道炎、膀胱炎，长期服用还可以消食开胃。

2. 蒲公英茶

蒲公英 60g，煎水代茶饮，此方适用于小便频数而腰痛者。还可加入适量的金银花与菊花，共煎代茶饮，15 天 1 个疗程。可清热解毒，适用于热蕴下焦之尿频。

3. 龟肉鱼鳔汤

龟肉 150g，鱼鳔 30g，加适量水，龟肉切片与鱼鳔共煮，少加盐以调味。可滋阴固涩，适用于阴虚尿频者。

4. 核桃炒韭菜

以核桃仁 30g 用油炒，拌入韭菜 200g 及虾肉若干，用盐调味，可补肾壮阳，适用于肾阳虚尿频者。

5. 炖蚕蛹

取蚕蛹、核桃仁各 25g，芡实、党参各 15g，白果（银杏）5 枚，生姜 1 片，炖服。能补益肺脾肾，缩尿暖腰。适用于肺脾气虚尿频者。

6. 竹丝鸡汤

取乌鸡 250g，巴戟天 10g，杜仲 15g，山药 15g，煲汤服食，能补肾阳，温而不燥，适用于肾阳不足尿频者。

7. 加味滑石粥

滑石 20g，小蓟 10g，粳米 100g，先将滑石用布包扎，与小蓟同入锅煎汁液，捞出药渣，药液与粳米共煮为粥，每日 2 次。清热利湿，凉血止血。适用于尿频、尿急、尿痛、血尿等症。

8. 薏苡仁粥

薏苡仁 50g，山药 30g，莲子 150g，芡实 30g，加水适量熬煮。能健脾固涩，对于脾虚不摄之尿频有一定作用。

◉ 治疗尿频的单方验方

1. 金钱草 30g，透骨消 30g，热开水泡，代茶服。适用于尿道结石所致的尿频。

2. 草薢、桑寄生各 30g，太子参、白术、茯苓、乌药、丹参、珍珠草各 15g，百部 12g，石菖蒲 10g，甘草 6g，广木香 3g（后下）。适用于脾虚、清浊不分之证，症见尿频、小便混浊、食欲不振等。

3. 白茅根 30g，金钱草 30g，煎水服。对尿频、血尿有辅助治疗作用。

4. 桑螵蛸 60g，益智仁 15g。研为细末，用面为丸，如梧桐子大，睡前服 20 丸，开水送下。本方固精缩尿，补肾助阳，适用于肾虚尿频。

5. 菟丝子 12g，覆盆子 6g，韭菜子、金樱子各 6g，水煎服。本方温阳敛尿，适用于老年人尿频。

6. 五倍子炒黄，研为细末，用开水调成膏，敷于神阙穴，用纱布覆盖、胶布固定，每日睡前 1 次，连用 7 日。其固涩作用强，可治尿频。

7. 盐 2 份，大蒜 1 份，共同捣烂，用油纱布包好，压成饼状，加热后在中极穴、关元穴处敷。1 次 30 分钟，每日 2 次。有温阳之功，可辅助治疗肾虚尿频。

◉ 尿频西医怎么治疗

1. 一般治疗

多食易消化食物，营养应充分并补充足够热量。严重者应卧床休息。

2. 对因治疗

找寻不利因素，如尿道结石、畸形，尿道炎、前列腺炎、尿道息肉等炎症性病灶，膀胱输尿管反流等，并设法纠正。

3. 对症治疗

（1）根据药敏谱选择有效抗生素 1～2 种进行抗感染治疗，单独或联合治疗 1 周，停药 1 周后复查。

（2）雌激素适于雌激素水平低下者及老年、停经的妇女，可采用全身给药和阴道用药。

（3）泌尿系统有炎症者，局部注射激素药物，可干扰胶原纤维形成，减少疤痕形成。

（4）有心理因素者使用安定片 2.5mg，每日 3 次，谷维素 20mg，每日 3 次。疗效较佳。

（5）高热头痛者予退热剂，膀胱刺激征明显者可服碳酸氢钠，以碱化尿液。

（6）因班氏丝虫引起的乳糜尿见尿频者，服用抗丝虫病药物治疗。用左旋咪唑 75～100mg，每日 2 次，共服 5 日。或呋喃嘧酮，每日 20～50mg/kg，分 2～3 次饭后半小时至一小时服用，疗程为 1 周。若经药物治疗无效者，可采用淋巴管－静脉手术治疗。

◎ 中医辨证治疗尿频效果好

1. 湿热蕴结

临床表现：小便频急短涩，尿道灼热刺痛，尿色黄赤，少腹拘急胀痛，或有寒热、口苦、呕恶，或腰痛拒按，或有大便秘结，苔黄腻，脉滑数。

治法：清热解毒，利湿通淋。

方药：八正散加减。本方的功效是清热解毒，利尿通淋。其中木通、萹蓄、瞿麦、滑石利尿通淋，大黄、山栀、甘草梢清热解毒。

2. 结石阻滞

临床表现：尿中时夹砂石，小便艰涩，或排尿时突然中断，尿道窘迫疼痛，少腹拘急，或腰腹绞痛难忍，痛引少腹，连及外阴，尿中带血，舌红，苔薄黄。若病久砂石不去，可伴见面色少华，精神委顿，少气乏力，舌淡，边有齿痕，脉细而弱；或腰腹隐痛，手足心热，舌红少苔，脉细数。

治法：清热利尿，通淋排石。

方药：石韦散加减。方中石韦、冬葵子、瞿麦、滑石、车前子清热利尿，通淋排石；金钱草、海金沙、鸡内金等以加强排石消坚的作用；芍药、甘草以缓急止痛，以除腰腹绞痛。

3. 脾肾气虚

临床表现：小便不甚赤涩，但淋沥不已，时作时止，遇劳即发，腰酸膝软，神疲乏力，舌质淡，脉细弱。

治法：健脾益肾。

方药：无比山药丸。本方有健脾利湿、益肾固涩之功。其中山药、茯苓、泽泻健脾利湿，熟地黄、山茱萸、巴戟天、菟丝子、杜仲、牛膝、五味子、肉苁蓉、赤石脂益肾固涩。

4. 肝郁气滞

临床表现：面红耳赤，胁痛口苦，气机郁结，尿频尿急，滴沥不尽，少腹满痛，舌质红，苔黄腻，脉弦数。

治法：疏肝行气通淋。

方药：龙胆泻肝汤加减。方中龙胆草大苦大寒，既能清利肝胆实火，又能清利肝经湿热；黄芩、栀子苦寒泻火，燥湿清热；泽泻、木通、车前子渗湿泄热，导热下行；当归、生地黄养血滋阴，邪去而不伤阴血；柴胡舒畅肝经之气。

5. 气滞血瘀

临床表现：有反复尿频发作史，每遇情志改变诱发或加重，急躁易怒，腰酸痛或刺痛，小腹拘急不舒，两胁胀满，排尿不爽，舌质淡红，有瘀斑、瘀点，苔薄白，脉沉弦或弦细。

治法：行气活血通淋。

方药：五淋散加减。本方由赤茯苓、当归、生甘草、赤芍、栀子仁五味药物组成，方中山栀子仁清泄三焦，通利水道；赤芍清热凉血，散瘀止痛；重用栀子、赤芍，意在清热凉血。当归长于活血行滞止痛；赤茯苓泄热行水；甘草调和诸药，兼能清热，缓急止痛。全方配伍共奏清热利湿、活血通淋之效。

6. 肾虚湿热

临床表现：尿频、尿急、尿痛反复发作，腰酸腰痛，五心烦热，咽干，舌质偏红，苔薄白，脉沉细。

治法：益肾养阴，清热利湿通淋。

方药：知柏地黄丸加减。为在六味地黄丸的基础上加黄柏、知母，加强了滋肾清火、清利湿热的作用。方中知母善于清肺热降胃火，黄柏为清利下焦火的良药，常用于肝胆及大肠湿热证。熟地黄滋肾填精，为主药；辅以山药补脾固精，山茱萸养肝涩精，称为三补。又用泽泻清泻肾火，并防熟地黄之滋腻；茯苓淡渗脾湿，以助山药之健运，牡丹皮清泻肝火，并制山茱萸之温，共为经使药，谓之三泻。六药合用，补中有泻，寓泻于补，相辅相成，补大于泻，共凑滋补肝肾之效。

7. 气阴不足

临床表现：尿频，尿出不爽，余沥不尽，面色无华，气短，腰膝酸软，或见五心发热，盗汗，舌质淡红，少苔，脉细数。

治法：益气养阴通淋。

方药：清心莲子饮。方中石莲子清心火，养脾阴，又秘精微，地骨皮、麦门冬滋阴，黄芩清上焦心肺之热，肺热清则清肃下行，车前子、茯苓淡渗利湿，人参、黄芪、炙甘草合用还可补益肺气，益气生津，收敛浮阳。

8. 湿热下注

临床表现：尿频，尿道热涩疼痛，小便混浊或夹凝块，上有浮油，或带血色，或夹血丝，舌红，苔黄腻，脉濡数。

治法：清热利湿，分清泄浊。

方药：程氏萆薢分清饮加减。程氏萆薢分清饮中萆薢、菖蒲清利湿浊；黄柏、车前子清热利湿；白术、茯苓健脾除湿；莲子心、丹参清心活血通络，使清浊分，湿热去，络脉通，脂液重归其道，土茯苓、荠菜以加强清热利湿，分清泄浊之力。

9. 中气下陷

临床表现：尿频，尿意不畅，小便混浊如白浆，小腹坠胀，面色无华，神疲乏力，舌淡，脉虚数。反复发作，日久不愈，常因劳倦或进食油腻而发作或加重。

治法：健脾益气，升清固涩。

方药：膏淋汤加减。党参、山药补脾，地黄、芡实滋肾，白芍养阴，龙骨、牡蛎固摄脂液。

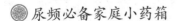 针刺治疗尿频有奇效

1. 取中极、肾俞、三阴交、复溜，针刺，用泻法。适用于急性尿路感染导致的尿频。

2. 取气海、三焦俞、水道、水泉，针刺，用泻法。适用于急性尿路感染导致的尿频。

3. 取膀胱俞、中极、阴陵泉、太溪、三阴交，用泻法或平补平泻，有疏利膀胱气机，利尿止痛之功。

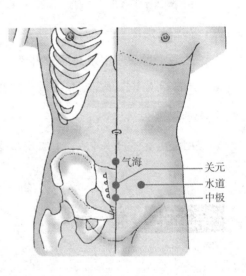

气海
关元
水道
中极

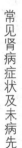 尿频必备家庭小药箱

1. 百令胶囊

功效：补肺肾，益精气。

主治：肺肾两虚引起的咳嗽、气喘、咯血、腰背酸痛，尿频、多尿等。

用法用量：吞服，1次4粒，1日3次；疗程为8周。

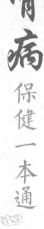

2. 知柏地黄丸

功效：滋阴清热。

主治：用于阴虚火旺，潮热盗汗，口干咽痛，耳鸣遗精，小便短赤，尿频等。

用法用量：吞服，1次8丸，1日3次。

3. 妇科千金片

功效：清热除湿，益气化瘀。

主治：用于湿热瘀阻所致的带下病、尿路感染。症见带下量多，色黄质稠、臭秽，小腹疼痛，腰骶酸痛，尿急、尿频、尿痛。

用法用量：吞服，1次6片，1日3次。

4. 尿感宁颗粒

功效：清热解毒，通淋利尿。

主治：用于膀胱湿热所致淋证，症见尿频、尿急、尿道涩痛、尿色偏黄、小便淋沥不尽等，适用于急性尿路感染或慢性尿路感染急性发作属湿热下注证者。

用法用量：开水冲服，1次5g，1日3～4次。

第五节　血　尿

◎教您了解血尿

一般人对血尿的理解是尿色变红或者颜色加深，但从医学的角度来看，血尿的真正定义是尿液中带血即为血尿，即尿里有了红细胞。在正常情况下，红细胞只能循环在血管里，而不能见于尿中，如果尿中发现了红细胞，就是不正常的表现了。

有些血尿由于所含红细胞量太多，尿液外观呈洗肉水样或含有血凝块，人们用肉眼一看便知尿中有血，我们称为"肉眼血尿"。如果肉眼看起来尿是正常的，但在显微镜下却发现有数目不等的红细胞，称之为"镜下血尿"。

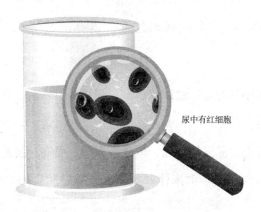

尿中有红细胞

中医称血尿为尿血或溺血，认为多为下焦热盛所致。

◉ 血尿为什么会发生

尿里怎么会有红细胞呢？原因有很多，在这里为大家简单地加以介绍。

举例来说，运动就能引起血尿，但应当在 24 小时后消失。不少人出现血尿，却查不出任何相关问题，即查不到特定的原因。虽然有很多的情况都可以引发血尿，并且多数并不严重。有些暂时性血尿可由饮水过少引起，增加饮水，稀释尿液后很快消失。但由于血尿是指尿中红细胞排泄异常增多，是泌尿系统可能有严重疾病的信号。所以必须要重视，建议尽早去医院检查才可放心。

引起血尿的原因多种多样，常见的大致包括以下几种情况：

1. 泌尿系统疾病

各种肾炎（急性肾小球肾炎、病毒性肾炎、遗传性肾炎、紫癜性肾炎）、结石（肾、膀胱、尿道）、肾结核、各种先天畸形、外伤、肿瘤等。

2. 全身性疾病

出血性疾病、心力衰竭、败血症、维生素 C 及维生素 K 缺乏、高钙尿症、新生儿出血症等。

3. 物理化学因素

食物过敏、放射线照射、药物、毒物、运动后等。

◎ **血尿可能是严重疾病的信号，具体好发于哪些疾病呢**

1. 肾病

（1）急性肾小球肾炎：血尿伴少尿、蛋白尿、水肿、高血压，发病前1周患扁桃体炎。

（2）肾盂肾炎：血尿伴尿痛、尿急、尿频、腰痛、发热。

（3）泌尿系统结石：血尿伴肾绞痛，或有排尿中断、排尿困难、尿痛等症状。

（4）肾结核：肾结核有血尿者占90%以上，特点是尿急、尿频、尿痛逐渐加重。

（5）肾及尿路损伤：患者多有腰部或腹部外伤史，如挫伤、撞伤、摔伤等。

2. 全身性疾病

（1）过敏性紫癜：皮肤有出血点、胃肠道出血、关节痛。如果皮肤有出血点，2～4周出现血尿。

（2）维生素C、维生素K缺乏症。

（3）血液病如白血病、血友病可引起血尿。

3. 药物损伤

有些药物对肾脏有损害，服用后可引起血尿。如庆大霉素、四环素、磺胺类药物、卡那霉素等。

◎ **发现血尿一定尽早诊断**

肉眼血尿可见尿色变成血色或咖啡色，镜下血尿和肉眼血尿的外观虽然不同，但引发原因完全一样，有时血尿只有一次，并且可以自行消失，而且没有疼痛，但仍然有必要进行深一步的探究。

为了明确病因，确定血尿发生的部位十分重要，尿三杯试验可以了解血尿的来源，方法十分简单：取3只杯子，在一次小便中，第一杯取前段尿，第二杯取中段尿，第三杯取后段尿。如第一杯为血尿表示血来自尿道；第三杯血尿为末端血尿，病变多在膀胱或后尿道；第一杯、第二杯、第三杯均呈现红色即全程血尿，提示病变在肾脏或在膀胱以上的泌尿道。

要明确血尿是由哪种疾病引起的，医生要详细询问患者的病史，包括患者在排尿时是否伴有某种形式的疼痛或不适，血尿的出现是在排尿的一开始、尿流的中间过程，还是在排尿的最后。还有血尿患者是否吸烟，是否有肾结石、尿路损伤、排尿不适，以及是否有过有关尿路检查的历史。同时还应根据症状和体征，进行各种体格检查、X线及CT检查，甚至肾脏的活组织穿刺检查才能确诊。

◉ 血尿要进行真假鉴别

血尿是许多疾病的主要症状之一，发现血尿时首先应确定是否为真性血尿，即排除某些原因引起的假性血尿和红颜色尿，前者如由于月经、痔出血或尿道口附近疾患出血混到尿液中所致；后者如接触某些颜料或内服利福平、磺胺、奎宁等药物以及某些毒物（酚、一氧化碳、氯仿、蛇毒），挤压伤、烧伤、疟疾、错型输血等原因所致的血红蛋白尿或肌红蛋白尿。而一过性血尿可由花粉、化学物质或药物过敏引起，月经期、剧烈运动后、病毒感染亦可发生，一般无重要意义。当排除上述各种情况，并作多次检查均为血尿时应引起重视。通过病史、体检、实验室检查和其他辅助检查做出诊断。

◉ 发现血尿后该怎么办

1. 卧床休息，尽量减少剧烈的活动。必要时可服用苯巴比妥、安定等镇静安眠药。

2. 大量饮水，减少尿中盐类结晶，加快药物和结石排泄。肾炎已发生浮肿者应少饮水。

3. 应用止血药物，如安络血、止血敏、维生素 K，还可合用维生素 C。

4. 慎用导致血尿的药物，尤其是已经有肾脏病的人更应慎用药。

5. 血尿若由泌尿系感染引起，可口服和注射抗生素和尿路清洁剂，如氟哌酸、呋喃坦啶、氨苄青霉素、青霉素、灭滴灵等药。

6. 泌尿系结石性血尿常有剧烈腹痛，可口服颠茄片、654-2、阿托品以解痉挛、止疼痛。

7. 血尿病因复杂，有的病情很严重，应尽早去医院检查确诊，进行彻底治疗。肾结核和肾肿瘤在明确诊断后可做一侧肾脏切除手术，以达到根治的目的。

◉ 积极治疗血尿

血尿只是一个症状，引起血尿的原因很多，止血并非唯一的目的，而只是一种治标的应急措施，血止后必须到医院检查，弄清病因，针对病因积极治疗。

中医认为血尿多为下焦热盛所致，其中有实热与虚热之分。实热者宜清热化湿，凉血止血；虚热者宜滋阴清热，养血止血。此外，也有中气下陷、气虚不摄者，则宜补中益气、摄血止血。所以，对于血尿的治疗，中药及饮食疗法有相当大的用武之地。

◉ 肾病血尿中医的治疗方法有哪些

1. 疏风宣肺，清热止血

本法用于风热袭肺，肺失宣降所致的水肿患者，如血尿始于恶风发热之后眼睑及下肢浮肿，咽喉肿痛，咳嗽，尿色红赤，舌淡红或舌边尖红，苔薄白。方用越婢加术汤加减：麻黄、白术、黄芩、桔梗各 6 ~ 9g，石膏、白茅根各 30g，金银花、连翘各 15g，小蓟、仙鹤草、野枇杷（长叶紫珠）、藕节各 25 ~ 30g，甘草 3g。

2. 清热泻火，凉血止血

本法用于心火下移小肠而有血尿者，表现为小便灼热，尿血鲜红，心烦口渴，口舌生疮，夜不宁睡，舌红，苔薄白。方用清心导赤散加减：黄连3～4.5g，生地黄24g，竹叶、栀子各9g，小蓟、白茅根、藕节、紫茉莉根（胭脂根）各20～30g，甘草3g。

3. 滋阴降火，凉血止血

本法用于阴虚火旺而致的尿血患者。表现为小便短赤带血，头晕耳鸣，神疲，颧红潮热，腰膝酸软，舌质红苔少。方用知柏地黄丸加味：知母、黄柏、牡丹皮、茯苓、泽泻、女贞子各9g，生地黄、熟地黄各10～15g，山茱萸6～9g，山药、墨旱莲各15g，白茅根30g，琥珀、白芍各6g，野枇杷15g。

4. 补脾摄血

本法用于脾气虚弱不能统血而致尿血的患者。症见久病尿血，面色萎黄，体倦乏力，短气，说话无力，或兼牙龈出血，皮下出血，食欲不振，大便不成形，舌质淡。方用归脾汤加减：黄芪15～20g，党参12～15g，白术9g，炒蒲黄、阿胶（烊化）、艾叶、血余炭各12g，当归6～9g，木香6g，仙鹤草、野枇杷各15g。

5. 补肾益脾，固摄止血

本法用于脾肾两虚而致血尿的患者。表现为久病尿血，色淡红，头晕耳鸣，精力疲惫，腰背酸痛，面色萎黄，舌质淡红，苔白。方用补中益气汤合无比山药丸加减：黄芪20g，党参、肉苁蓉、山茱萸、山药、赤石脂各12g，白术、当归、陈皮各9g，升麻、柴胡各3g，熟地黄12～15g，菟丝子10g，巴戟天6g，仙鹤草20g。

肾病血尿中医辨证论治

1. 下焦湿热证

临床表现：小便黄赤灼热，尿血鲜红，心烦口渴，面赤口疮，夜寐不

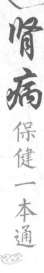

安，舌质红，脉数。

治法：清热泻火，凉血止血。

方药：小蓟饮子加减。本方清热利水，凉血止血，适用于尿血鲜红、小便频数、灼热黄赤。方中以小蓟、生地黄、藕节、蒲黄凉血止血；栀子、木通、竹叶清热泻火；滑石、甘草利水清热，导热下行；当归养血活血。热盛而心烦口渴者，加黄芩、天花粉清热生津；尿血较甚者，加槐花、白茅根凉血止血；尿中夹有血块者，加桃仁、红花、牛膝活血化瘀；大便秘结，酌加大黄通腑泄热。

2. 肾虚火旺证

临床表现：小便短赤带血，头晕耳鸣，神疲，颧红潮热，腰膝酸饮，舌质红，脉细数。

治法：滋阴降火，凉血止血。

方药：知柏地黄丸加减。本方滋阴降火，适用于肾虚火旺的尿血、骨蒸潮热、盗汗梦遗、腰膝酸软。方中以地黄、山茱萸、山药、茯苓、泽泻、牡丹皮滋补肾阴，"壮水之主，以制阳光"；知母、黄柏滋阴降火。可加墨旱莲、大蓟、小蓟、藕节、蒲黄等凉血止血。颧红潮热者，加地骨皮、白薇清退虚热。

3. 脾不统血证

临床表现：久病尿血，甚或兼见齿衄、肌衄，食少，体倦乏力，气短声低，面色不华，舌质淡，脉细弱。

治法：补中健脾，益气摄血。

方药：归脾汤加减。本方补气生血，健脾养心，适用于脾不统血的尿血。党参、茯苓、白术、甘草补气健脾；当归、黄芪益气生血；酸枣仁、远志、龙眼肉补心益脾，安神定志；木香理气醒脾。可加熟地黄、阿胶、仙鹤草、槐花等养血止血；气虚下陷而且少腹坠胀者，可加升麻、柴胡，配合原方中的党参、黄芪、白术，以起到益气升阳的作用。

4. 肾气不固证

临床表现：久病尿血，血色淡红，头晕耳鸣，精神困急，腰脊酸痛，舌质淡，脉沉弱。

治法：补益肾气，固摄止血。

方药：无比山药丸加减。本方补肾固摄，适用于肾气不固所致的尿血，腰膝酸软，头晕耳鸣。熟地黄、山药、山茱萸、怀牛膝补肾益精；肉苁蓉、菟丝子、杜仲、巴戟天温肾助阳；茯苓、泽泻健脾利水；五味子、赤石脂益气固涩；仙鹤草、蒲黄、槐花、紫珠草等止血。尿血较重者可再酌加牡蛎、金樱子、补骨脂等固涩止血；腰脊酸痛、畏寒神怯者，加鹿角片、狗脊温补督脉。

◉ 中医如何治疗以血尿为主的急性肾炎患者

血尿是急性肾炎最主要的临床表现之一，尤其在恢复期，长期反复镜下血尿是治疗的难点。对血尿者，不能单纯收涩止血，宜凉血活血。

1. 中药治疗

急性肾炎患者若见尿少色赤，或肉眼血尿，色鲜红，心烦，夜寐不安，或口渴面赤，口舌生疮，舌红，胎薄黄，脉数，治宜清热凉血止血，常用小蓟饮子加减：小蓟 30g，生地黄 10g，淡竹叶 10g，滑石 10g，藕节 20g，白茅根 30g，益母草 15g，生甘草 3g，石韦 5g，牡丹皮 6g，生侧柏叶 15g。

若见小便色赤带血，头昏目眩，耳鸣腰酸，五心烦热，舌质红少苔，脉细数，治宜滋阴清热止血，常用知柏地黄汤加减：知母 12g，黄柏 9g，熟地黄 12g，山茱萸 12g，山药 15g，牡丹皮 12g，云苓 15g，泽泻 9g，三七粉 3g 冲服。

2. 食疗方

（1）荠菜 150～250g（干荠菜花 50～100g），红衣（花生米红皮）5g，粳米 100g。荠菜切细（若用荠菜花干品时，可加水煎取汁，去渣），和米，红衣加水常法煮粥，每日早晚温服。

（2）乌梅 15g，莲子 120g，水约 1000mL，煎至 500～600mL，分 3 次服。有止血效果，镜检血尿时服之更合适。

（3）荠菜 200g，冬笋 200g，起油锅煸炒，并加少许盐，味精等调料，至菜熟后食用。本方能清热利湿，凉血止血。

（4）黑木耳 5g，洗净浸泡切碎，同粳米 100g，冰糖适量同煮为粥。本品有凉血止血之功效。

◉ 急性肾衰患者血尿应该吃什么

急性肾衰患者血尿早期一般多为实证、热证，疾病后期多属虚证。中医认为，尿血多为热邪、火邪扰动血分所致。

尿血多因火旺，但有实火与虚火之分。实者多起病急，尿血鲜红，尿时一般都有尿道灼热感；虚者多属病久不愈的慢性尿血之人，尿血淡红，尿时亦无灼热之感。前者宜吃具有清心泻火、凉血止血作用的食品。凡是尿血之人，无论虚实，均忌吃辛辣刺激性食物，忌吃肥甘油腻、荤腥温热性食品，忌吃海鱼虾等发物。

尿血的患者可以选用以下食品：

1. 芹菜

芹菜，性凉，味甘苦，能平肝火，清血热，适宜实证尿血者食用。《中国药植图鉴》中载：旱芹"治小便出血。"现代《食物疗法》亦介绍："治尿血，鲜芹菜，洗净捣烂取汁，日服 3 次，每次 4 汤匙。"也宜如常法炒食，或煎汤代茶饮。

2. 金针菜

金针菜，性凉，味甘，能清肝火，平肝气。肝火燥盛，性情暴躁，见有尿血者，宜常吃多吃金针菜，有平肝火、止尿血的功效。对于实证尿血者，民间多用金针菜煎汤代茶，时常饮用，颇有食疗效果。

3. 藕节

藕节有止血散瘀的作用。《本草纲目》中早有记载："能止咳血，唾血，血淋，溺血，下血，血痢，血崩。"所谓溺血，即小便出血之症。无论虚实尿血，皆宜煎水代茶饮。

4. 荷叶

荷叶能清暑利湿，升发清阳之气，止血，适宜多种出血患者食用，尤其适宜夏季尿血实证者煎水代茶饮。《本草纲目》中记载：荷叶"治吐血、咳血、衄血、下血、溺血、血淋、崩中、产后恶血、损伤败血。"据《本草从新》的经验，荷叶"升散消耗，虚者禁之"，故以实证尿血者为宜。

5. 白茅根

白茅根，性寒，味甘，有凉血止血、清热利尿的作用，实证尿血之人食之最宜。早在《太平圣惠方》中即有记载："治小便出血，茅根一把，切，以水一大盏，煎至五分，去滓，温温频服。"

6. 花生

体虚尿血之人，宜用连衣花生水煮食用，可以收到补虚止血效果。《食物疗法》介绍："治尿中带血，炒花生仁外面的红衣（不要咸的）半茶杯，研为细末，开水冲服。"据现代研究表明，连衣花生有止血作用，尤其花生衣的止血作用更好，它比花生仁的止血作用强50倍，但炒熟后效力大减。其止血原理现多认为与抗纤维蛋白溶解有关。

此外，尿血患者还可以吃些西瓜、柿子、荸荠、冬瓜、枸杞子、瓠子、地瓜、地耳、丝瓜、菊花脑、水芹菜、龟肉、猪脊髓、鸭肉、黑木耳等。忌吃胡椒、肉桂、丁香、人参、白酒、辣椒、花椒、大蒜、生姜、洋葱、茴香、鹅肉、公鸡、狗肉、羊肉、各种海鱼、虾、蟹、芫荽、香椿头、芥末、荔枝等。

◉ 肾病血尿自制简易外敷药小窍门

外治法 1

处方：莴苣菜适量。

用法：捣成泥状，敷于脐部，外用纱布固定，每日1次。

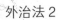

外治法 2

处方：独头蒜 2 个

用法：捣成泥状，一半敷于头顶百会穴（头顶两耳尖连线中点），另一半敷于足底涌泉穴，有热痛感时去掉，每日 1 次。

◉ 肾病血尿的刮痧治疗

1. 取穴

膀胱俞、中极、脾俞、胃俞、肾俞、关元、足三里。

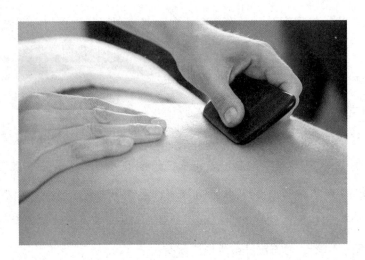

2. 施术

用平补平泻法，先从背部脾俞穴刮至膀胱俞穴，再刮腹部关元穴至中极穴，最后刮下肢足三里。以出痧为度，痧退后，再刮第 2 遍，至治愈。

3. 刮痧注意事项

（1）刮痧应避开皮肤黑痣、肿块、手术瘢痕等部位。

（2）体部有孔处，如肚脐、眼、鼻、口、乳头、生殖器等处不宜刮痧。

（3）刮痧力度适中，不宜过轻或过重，同时结合患者耐受力而定。

（4）刮痧后介质不宜立即擦干净。

（5）刮痧后休息 30 分钟方可活动。

（6）刮痧后 3 ~ 4 小时才能洗澡，禁洗冷水澡。

（7）刮痧部位可左右交替，若刮拭同一部位，应间隔 3 ~ 5 天，待肤色由紫红，或暗红逐渐变浅淡后，方可进行再次刮痧。

（8）刮痧晕厥处理方法：平卧，松开衣领、腰带，刮拭人中穴，待清醒后喝温糖水，休息半小时即可。

🌀 肾病血尿的拔罐治疗

1. 取穴

三焦俞、膀胱俞、中极、血海、三阴交、气海、关元。

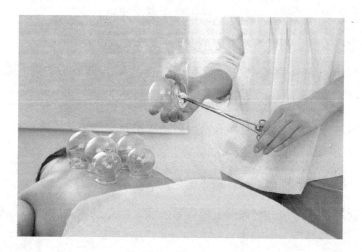

2. 施术

取口径合适的罐，用火罐法吸拔上穴，留罐 10 ~ 15 分钟，每日 1 次，10 天为 1 个疗程。

3. 拔罐的注意事项

（1）应选择适当的体位，拔罐过程中不能移动体位，以免火罐脱落打碎。

（2）应用闪罐法拔罐时，应避免酒精滴下烫伤皮肤。

（3）应用水罐法拔罐时，应甩掉罐中的热水，以免烫伤患者的皮肤。

（4）应用刺络拔罐时，出血量以每次总量不超过 10mL 为宜。

（5）应用针罐时，须避免将针撞压入深处，造成损伤，尤其在胸背部要慎用。

（6）留罐时，注意掌握时间的长短，以免起疱。

（7）起罐时，以指腹按压罐旁皮肤，待空气进入罐中，即可取下。切忌用力硬拔。

（8）皮肤有过敏、溃疡及大血管部位不宜拔罐。孕妇腹部、腰骶部须慎用。

◉血尿的预防和调摄

1. 寻找发病的原因，以便正确治疗。

2. 血尿患者应注意休息，大量出血应卧床休息。

3. 宜多饮水，每天饮水量应不少于 2000mL。

4. 饮食以清淡蔬菜为主，如青菜、卷心菜、萝卜、冬瓜、番茄、菠菜等。

5. 忌食辛辣刺激性食物以及虾、蟹、羊肉等发物。

6. 忌烟、酒，发病期节制性生活。

7. 平时要积极锻炼身体，增强体质。

8. 及时治疗痔疮、糖尿病及感冒等疾病，以免诱发本病。

第六节　蛋白尿

◉什么信号提示要警惕可能是蛋白尿

蛋白尿最直观的特征是尿液表面漂浮着一层细小的泡沫且久久不散，这一典型症状往往是尿中出现大量蛋白的表现。此时你应当高度警惕，并及时去医院检查为宜。临床上通常将尿内蛋白质常规定性方法检查为阳性，或定量检查超过 150mg/24h 时称为蛋白尿，也称尿蛋白。

◉什么是蛋白尿

蛋白尿是指尿中含有蛋白质，肾脏具有储存尿中蛋白质的作用，如果蛋白质漏到尿液中，就会出现蛋白尿。如果发现蛋白尿，应该及时去医院就诊，很多肾内科的疾病会出现蛋白尿，需要通过尿蛋白检测衡量病情的严重程度以及预后。

中医中蛋白尿又称为尿浊，认为它的病因病机属于本虚标实。本虚主要指肺、脾、肾虚，使精微失摄，下泄尿中；标实以外风、痰浊、湿热、瘀血为主，导致其他脏受损，肾络痹阻，精气悖行，精关不固而精微下泄为蛋白尿。并认为蛋白尿是影响肾病进展的重要因素。

◉不同机制蛋白尿的分类

蛋白尿产生的机制，是肾小球毛细血管断裂或电荷屏障改变，使大量高、中、低相对分子质量的蛋白漏出，超过肾小管重吸收能力而出现于终尿中。

1. 肾小球性蛋白尿

肾小球性蛋白尿是指因肾小球滤过膜通透性增高或肾小球血流动力学改变而引起的蛋白尿，是临床最多见的类型。常见于多种原发或继发性肾小球肾炎，是由于缺血、感染、免疫、代谢等因素的损害而导致的。

2. 肾小管性蛋白尿

肾小管性蛋白尿是指肾小管对滤出蛋白的重吸收障碍而引起的蛋白尿，多见于肾盂肾炎、先天性肾小管病、肾小管间质病变、低钾肾病等，是由于肾小管的重吸收障碍，影响对肾小球滤液中的蛋白质的重吸收而造成的蛋白尿。

3. 混合性蛋白尿

混合性蛋白尿是肾小球和肾小管同时病变出现的蛋白尿，多见于同时损害肾小球和肾小管的疾病，如系统性红斑狼疮，是由于肾脏病变同时累积

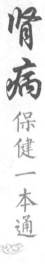
肾小球和肾小管而产生的蛋白尿。

4. 组织性蛋白尿

组织性蛋白尿是指肾及泌尿系统本身结构的蛋白质，或其分泌排泄的蛋白质混入尿中，由尿排出而致蛋白尿。多见于肾及尿路感染及某些肾炎疾病等，是由于肾小管代谢产生、组织破坏分解、炎症或药物刺激泌尿系统的蛋白质进入尿液并排出所致。

5. 溢出性蛋白尿

溢出性蛋白尿早期肾本身并无病变，多见于多发性骨髓瘤、骨髓瘤及单核细胞白血病时的溶菌酶尿、严重挤压伤的肌红蛋白尿等。此类蛋白尿的特点是早期肾小球功能正常，引起异常血浆蛋白血症的原发病，尿蛋白定性分析可检出特殊蛋白质。

◉ 蛋白尿多提示肾脏出了问题，您知道如何预防吗

1. 起居有常，预防感染

起居有常，避免劳累，养成良好的生活习惯，通过规律作息、饮食均衡等来改善身体防御机制。

2. 增强体质，积极预防感染

增强体质，加强身体锻炼，可以进行慢跑、跳舞、打太极、球类运动等。积极防御细菌感染，尤其是链球菌的感染，以减少急性肾炎的发生。肾炎的发生多与上呼吸道感染、无症状性菌尿等有关，所以我们要积极预防感染。

3. 适量饮水，避免憋尿，及时处理泌尿系统结石

做到每天饮水量不少于 1500mL；避免憋尿，防止尿液潴留在膀胱内对肾脏造成损害；若发现泌尿系统结石应及时处理，避免造成结石嵌顿，使得肾脏积水，继而损害肾脏。

4. 避免使用肾毒性药物

（1）氨基糖苷类抗生素：链霉素、庆大霉素、卡那霉素等抗生素均有

一定的肾毒性，应尽量不用。

（2）非甾体类抗炎药物：阿司匹林、吲哚美辛、布洛芬等，易导致肾损害，尤其对慢性肾炎患者更不适宜。

（3）其他：利福平、磺胺药、造影剂及抗肿瘤等药物也有一定的肾毒性。

（4）含有马兜铃酸的中药，如马兜铃、关木通、广防己等单味中药。

以上药物具体使用时应适当注意，或减量使用，或避免不用。

5.饮食调节

（1）蛋白质的摄入：限制蛋白质的摄入，进食含优质蛋白的食物，如奶、蛋、鱼、米、面豆类等。

（2）钠盐的摄入：限制钠盐的摄入，每日钠盐摄入量不超过2g为宜，禁食腌制品，少食味精及食用碱。

◎ 为什么我们一定要防治蛋白尿呢

可能大家会很疑惑，为什么当我们发现自己有蛋白尿的时候要及时诊治呢？因为它是我们肾脏求救的信号。临床实验也证实了减少蛋白尿可以对肾脏起到保护作用，而且认为降尿蛋白的治疗可以最大限度地保护肾脏。

◎ 注意了！这几个不良生活习惯常常导致蛋白尿

1.长期肾结石的患者不忌口

很多肾结石患者只在结石发作时才会短暂忌口，日常却根据个人偏好，食用大量含有草酸的食物，如菠菜、芹菜、番茄等；或是吃含有较多嘌呤的食物，如动物内脏等；或是吃含有大量脂肪的食物，如猪肉等；以上食物所含成分易引发肾结石，从而导致肾脏损害，进而导致蛋白尿。

2.长期憋尿

长期憋尿对肾脏有两大害处，其一是，人体尿液里含有大量的细菌，正常情况下，膀胱黏膜具有一定的抗菌作用，这些细菌会因排尿而被冲刷出体外，但长期憋尿会使膀胱黏膜的抵抗力降低，使细菌有机可乘，造成尿路感染，严重时累及膀胱及肾脏，出现急性膀胱炎、蛋白尿及血尿等症状。其二是，在急性膀胱炎期间憋尿会有尿液逆流的现象，当带菌的尿液逆流回肾脏，会引发肾积水、急性肾盂肾炎等，从而导致蛋白尿。

3. 肥胖

若患者过度肥胖，会增加肾脏的负荷，容易导致蛋白尿。

◉ 教您几个防治蛋白尿的八段锦动作

1. 五劳七伤往后瞧

五劳，是心、肝、脾、肺、肾五脏的劳损；七伤，是喜、怒、忧、思、悲、恐、惊的七情伤害。五劳七伤，犹如今天的亚健康；长期劳顿，没有及时休养生息，最终造成损伤的累积。这一式，转头扭臂，调整大脑与脏腑联络的交通要道——颈椎（中医称为天柱）；同时挺胸，刺激胸腺，从而改善了大脑对脏腑的调节能力，并增强免疫和体质，促进自身的恢复，消除亚健康。

2. 两手攀足固肾腰

这一式前屈后伸，双手按摩腰背及下肢后方，使人体的督脉和足太阳膀胱经得到拉伸牵扯，对泌尿生殖系统以及腰背部肌肉都有调理作用。

3. 背后七颠百病消

这一式动作简单，颠足而立，拔伸脊柱，下落振身，按摩五脏六腑。俗话说"百步走不如抖一抖"，这一式下落振荡导致全身的抖动，十分舒服，有利于消除百病。

◉ 教您几个蛋白尿食疗方

1. 健脾温阳利水方

材料：黄芪 15g，山药 10g，白术 10g，茯苓 10g，泽泻 10g，淫羊藿 10g，干姜 10g，金樱子 10g，加去皮鸡、鱼等 100g。

做法：加水适量，用准备好的去皮鸡、鱼、药物隔水共炖一小时。

食用方法：内服药膳，每日分两次进食，每次100mL，1个月为1个疗程。

功效：健脾温阳利水。

2. 鲫鱼冬瓜汤

材料：鲫鱼250g，带皮冬瓜500g，适量葱白、生姜。

做法：将鲫鱼250g洗净，去内脏及鳞、腮；葱白3段，生姜5片，带皮冬瓜500g，加少许调料，加水适量，同煎汤。

食用方法：内服药膳，日2次，3个月为1个疗程。

功效：益气健脾，利水祛湿。

3. 黄芪山药龟甲汤

材料：黄芪10g，山药30g，炙龟甲30g。

做法：先将龟甲煎1～2小时，然后加入黄芪、山药再煎。

食用方法：内服药膳，去渣饮汤，日2次，1个月为1个疗程。

功效：温补脾肾，行气活血。

4. 薏仁白蔻鲫鱼汤

材料：薏苡仁60g，白豆蔻15g，鲫鱼1条（200g左右）。

做法：将鲫鱼去鳞及内脏，与上药共煮熟。

食用方法：内服药膳，饮汤食鱼，日1次，1个月为1个疗程。

功效：利水渗湿，健脾止泻。

5. 茯苓饼

材料：茯苓1000g，粳米粉1000g，白糖100g。

做法：茯苓磨成粉状，加等量的粳米粉和白糖，用水调成稠糊状，烙成薄饼。

食用方法：作为点心食用。

功效：滋养肝肾，补气润肠。

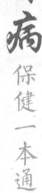

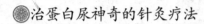

◎治蛋白尿神奇的针灸疗法

1. 针灸董氏奇穴 "下三皇"

取穴：董氏奇穴将天皇副穴 "肾关" "地皇" "人皇" 称为 "下三皇"。天皇副穴 "肾关" 在胫骨头之内侧陷中，距膝关节 4 寸；"地皇" 在胫骨内侧，距内踝上 7 寸；"人皇" 相当于脾经之三阴交穴，在胫骨内侧后缘，距内踝上 3 寸。

注意：一般以患者局部皮肤潮红、无痛感为度，每日 1 次，10 天为 1 个疗程，休息 2 天后进行下一疗程。

功效：健脾补肾，活血利水，清利湿热。

2. 针刺足三里、三阴交、脾俞、肾俞

取穴：足三里在小腿前外侧，当犊鼻下 3 寸，距胫骨前缘一横指（中指）；三阴交在小腿内侧，当足内踝尖上 3 寸，胫骨内侧缘后方；脾俞：在背部，当第 11 胸椎棘突下，旁开 1.5 寸；肾俞：在背部，第 2 腰椎棘突下旁开 1.5 寸。

功效：培补脾肾，疏通经脉 。

3. 电针疗法

取穴：三焦俞、肾俞等。

操作方法：按近端取穴法，用 0.25mm×25mm 规格的一次性不锈钢毫针，以平补平泻手法针刺双侧穴位。得气后在三焦俞、肾俞穴接上低频直流电（1.5Hz，6V，G-6805 Ⅱ型电针仪），每次电针及留针 30 分钟，每日 1 次，20 天为 1 个疗程。

功效：调节体内血管活性因子缓解病情发展。

◎蛋白尿非小事

蛋白尿并非小事，尤其是肉眼可以看得见大量泡沫的蛋白尿，这往往预示着你的肾脏受到了威胁。人体肾脏就像一个过滤器，肾小球毛细血管壁就好像筛子。通常情况下，部分小分子蛋白质可以被滤过，但 98% 在肾小管又被重吸收回体内。肾小管及其他尿路上皮细胞也可分泌少量黏蛋白随尿液排出，所以正常人的尿中可含有少量蛋白质。蛋白尿最大的危害在于毒蚀肾脏，就是引发尿毒症，它是造成尿毒症的第一个独立的危险因素，亦会引起高血压、浮肿、头晕、头痛、呕吐等许多不良症状，所以我们必须以预防为主，防治结合。

◉ 神奇的防治蛋白尿小偏方

1. 蛋白尿方加减

药物组成：生黄芪 60g，白茅根 30g，金樱子 20g，太子参 15g，炒白术 10g，云茯苓 10g，煨葛根 15g，菟丝子 10g，墨旱莲 10g，牡丹皮 10g，蝉蜕 5g，甘草 3g。

功效：益气活血，健脾祛湿。

用法：每日 1 剂，水煎服，两次早晚分服。45 天为 1 个疗程。

2. 导水茯苓汤加减

药物组成：茯苓 20g，麦冬 15g，白术 10g，桑白皮 10g，陈皮 9g，大腹皮 10g，木香 10g，砂仁 10g，泽泻 10g，紫苏 10g，槟榔 6g。

功效：行气利水，健脾渗湿。

用法：每日 1 剂，水煎服，两次早晚分服。1 个月为 1 个疗程。

3. 加味当归芍药散

药物组成：归尾 15g，白芍 15g，赤芍 15g，白术 10g，茯苓 10g，泽泻 10g，川芎 10g，丹参 15g，川牛膝 15g，泽兰叶 10g。

功效：活血利水。

用法：每日 1 剂，水煎服，两次早晚分服。20 天为 1 个疗程。

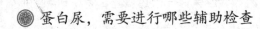 蛋白尿，需要进行哪些辅助检查

1. 尿蛋白定性试验

尿蛋白定性试验只能对尿蛋白程度进行粗略的估计，此项检查有三种方法：试纸法、加热醋酸法、磺基水杨酸法。

（1）试纸法

阳性表现：阳性时指示剂由黄色变为红蓝色或黄蓝色，颜色越深表明蛋白越多，可初步估计蛋白量。

优点：快速、简便、易于标准化，患者可以自测，适于健康普查或临床筛检。

缺点：对清蛋白较敏感，对球蛋白不敏感，并且可漏检本周蛋白。尿液 pH 超过 8 的碱性尿可产生假阳性。

（2）加热醋酸法

阳性表现：以浊度为"+"号来判断，蛋白质检出灵敏度为 50 ～ 100mg/L。

优点：为传统的经典方法，特异性强、干扰因素少，能同时检出清蛋白及球蛋白。

缺点：敏感度较低，一般在 150mg/L 左右。

（3）磺基水杨酸法（又称磺柳酸法）

阳性表现：以浊度"+"号来判断，蛋白质检出灵敏度为 50mg/L。

优点：操作简便、反应灵敏、结果显示快。

缺点：与清蛋白、球蛋白、糖蛋白和本周蛋白等均能发生反应，敏感度高达 50mg/L，因而有一定的假阳性。

2. 24 小时尿蛋白定量试验

24 小时尿蛋白定量试验可以准确地测定出 24 小时尿液中所含的蛋白质的总量。

具体留尿方法：晨起第一次的小便排干净后，从第二次的小便开始

留至第二日同一时间（如早7点到第二日早7点）。把这24个小时内每一次的小便全部都放到一个容器里，并准确记录好总尿量，最好不超过1500mL，混合均匀，然后从中间抽取50～150mL，拿到医院去化验。

阳性表现：蛋白量大于150mg/24h。

3. 特殊检查法

（1）β_2-微球蛋白：适用于重金属接触导致的肾损害。

（2）α_1-微球蛋白：适用于肾小管性蛋白尿的标志物。

（3）维生素A结合蛋白：适用于肾小管间质疾病。

（4）转铁蛋白：适用于肾小球滤过膜电荷屏障损伤。

（5）N-乙酰-β-D氨基葡萄糖苷酶（NAG）：肾小管损伤标志物。

4. 尿蛋白电泳

（1）低分子蛋白尿：肾小管及间质病变。

（2）中、高分子蛋白尿：肾小球损伤病变。

（3）混合性蛋白尿：肾小球、肾小管及间质病变。

（4）微量清蛋白尿：是早期肾损伤的敏感指标。

（5）尿蛋白/尿肌酐。

🔘 蛋白尿西医怎么治

糖皮质激素、细胞毒药物是治疗蛋白尿的主要药物。

1. 糖皮质激素

代表药物：泼尼松、甲泼尼松龙。

用药原则：起始剂量要足；疗程要足够长；小剂量维持治疗；减药要慢。

用药注意：晨起顿服。

2. 烷化剂

代表药物：环磷酰胺。

适用患者：主要用于"激素无效型"或"激素依赖型"患者，协调激

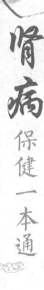

素治疗。

3. 环孢素

适用患者：激素低抗或细胞毒药物治疗无效的肾病综合征患者。

4. 霉酚酸酯

适用患者：激素低抗或细胞毒药物治疗无效的肾病综合征患者。

5. 血管紧张素转化酶抑制剂和血管紧张素Ⅱ受体阻滞剂

禁用：肾动脉狭窄者。

◉中医辨证治疗蛋白尿效果更好

本虚为肺脾肾虚，使精微失摄，下泄尿中；标实以外风、痰浊、湿热、瘀血为主。

1. 肾阴阳两虚证

临床表现：腰膝酸痛，耳鸣，手足不温或手足心热，口干或口不渴，尿黄浊或清长，舌淡或红，苔薄白或少苔，脉细数或沉迟等。

治法：肾阴阳双补。

方药：肾气丸加减。药用熟附子、肉桂、山茱萸、牡丹皮、山药、生地黄、泽泻、茯苓、菟丝子、金樱子等。

2. 脾气虚证

临床表现：神疲乏力，脘腹不适，食欲不佳，大便溏，舌淡，边有齿痕，苔薄白，脉沉细等。

治法：健脾益气，祛湿摄精。

方药：参苓白术散加减。药用人参、茯苓、白术、莲子、山药、扁豆、陈皮、桔梗、砂仁、大枣、炙甘草等。

3. 气虚阳虚证

临床表现：神疲乏力，腰膝酸痛，手足不温，食欲不振，舌淡红苔薄白，脉弱等。

治法：温阳益气。

方药：保元汤加减。药用黄芪、党参、肉桂、菟丝子、芡实、炙甘草、鸡内金等。

4. 风邪犯肺证

临床表现：眼睑浮肿，恶寒发热，肢体酸楚，小便不利，或伴有咽喉红肿疼痛，咳喘，舌质红，苔薄，脉浮等。

治法：疏风清热，宣肺利水。

方药：麻杏石甘汤和四君子汤加减。药用麻黄、杏仁、防风、浮萍、白术、茯苓、泽泻、车前子、石膏、桑白皮等。

5. 气滞血瘀证

临床表现：四肢或周身浮肿，以下肢为重，皮肤瘀斑，或肌肤甲错，或腰部刺痛，或见血尿，或情志不舒，或急躁易怒，少腹胀满疼痛，小便涩滞，或小便不通，舌质紫暗，或边有瘀斑等。

治法：疏肝理气，活血化瘀，利水消肿。

方药：血府逐瘀汤加减。药用香附、川楝子、郁金、柴胡、怀牛膝、当归、赤芍、桃仁、红花、川芎、地龙、丹参、甘草等。

6. 湿热下注证

临床表现：神疲乏力，形体消瘦，腰胀痛，小腹胀痛，寒热往来，大便干结，尿频，尿急，尿痛，舌红苔黄腻，脉滑数等。

治法：清热利湿。

方药：加味导赤汤加减。药用车前仁、生地黄、川牛膝、黄芩、柴胡、竹叶、生甘草梢、通草、白芍、石韦、小蓟、炒栀子、甘草等。

◉蛋白尿必备家庭小药箱

1. 益肾胶囊

主要药物：黄芪、党参、熟地黄、山茱萸、山药、茯苓、泽泻、仙鹤草、沙苑子。

功效：益气养阴，活血清利。

主治：肺脾肾虚，湿浊俱下。

用法用量：口服，3粒/次，每天3次，3个月为1个疗程。

2. 肾病灵胶囊

主要药物：黄芪、熟地黄、当归、山茱萸、山药、泽泻、茯苓、鹿角胶、枸杞子、女贞子、金樱子、车前子。

功效：健脾益肾，益气养阴，清利湿浊。

主治：脾肾两虚、湿浊瘀阻。

用法用量：口服，5粒/次，每日3次，1个月为1个疗程。

3. 霜葫芦散

主要药物：霜葫芦壳、菊花、蒲公英、沉香。

功效：清热解毒、祛湿排毒。

主治：邪毒壅滞，湿浊下注。

用法用量：以上药物各5g，等量泡服，当茶饮，1个月为1个疗程。

第七节　腰　痛

◉ 教您认识腰痛

腰痛是以自觉腰部疼痛为主的一类病症。腰部的范围包括背部第十二肋骨以下至髂骨以上。腰痛这一病症出现在多种疾病当中，其中主要是由脊椎性（包括周围软组织）病变和非脊椎性病变引起，包括移行腰椎、腰椎椎管狭窄症、腰椎滑脱、腰椎间盘突出症、腰肌劳损和扭伤、肾结石及肾相关疾病、肿瘤等。中医认为腰痛是指因外感、内伤或挫伤而导致腰部气血运行不畅，或失于濡养引起腰脊或脊旁部位疼痛为主要症状的一种病症。治疗主要以活血祛瘀、通络止痛或补肾固本、兼顾肝脾。

◉ 腰痛不仅仅预示肾虚

日常生活中，一提到腰痛，人们常常开玩笑说："你肾虚吧？"不错，腰痛与肾脏疾病息息相关，但并不是所有的腰痛都与肾有关系。它能在多种疾病中见到，并影响着我们的生活，所以防治腰痛对我们有着非凡的意义。而中医在这方面有现代医学不可替代的优势。

◉ 六种不同痛感的腰痛对应不同的疾患

1.隐痛

（1）腰部隐痛，疼痛部位多局限在腰部一侧、两侧或后正中，疼痛部位较深，咳嗽、打喷嚏或大便等增加腹压时明显加重，久坐久立后椎间盘内压增高也会加重疼痛症状，仰卧或休息后可缓解。多见于腰椎间盘突出症患者。

（2）腰部隐痛，五心烦热。多见于肾阴虚或腰附近脏器疾病患者。

2.绞痛

绞痛，是指突然发作的阵发性刀割样疼痛，疼痛剧烈难忍，患者辗转不安，疼痛从腰部或侧腹部向下放射至膀胱区、外阴部及大腿内侧，有时有大汗、恶心呕吐。多见于肾结石患者。

3.冷痛

腰部冷痛重着，转侧不利，静卧疼痛不减，多见于中医寒湿腰痛患者。

4.热痛

腰部热痛重着，暑湿天加重，活动后或有减轻，多见于中医湿热腰痛患者。

5.酸痛

腰部酸痛，病程长，常常伴有腰膝酸软，喜温喜按，或五心烦热，劳累后加重，休息后缓解，多见于中医肾虚腰痛患者。

第二章　常见肾病症状及未病先防

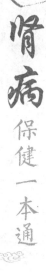

6. 刺痛

腰痛如刺，疼痛部位固定，疼痛拒按，部分患者有跌扑闪挫史，多见于中医瘀血腰痛。

◎请注意！这三种姿势易导致腰痛

下面给大家简要介绍一下站立时护腰的理想姿势和三种容易引起腰痛的姿势，即懒人姿势、脊柱前凸姿势、平背姿势。

1. 理想姿势

是指在站立时，由侧面观察，颞骨、肩关节肩峰处、股骨大转子、膝关节、踝关节稍前方为一直线。

2. 懒人姿势

又称凹背姿势，该姿势通常会出现整个骨盆前移，导致髋关节伸直，以及胸椎向后移动导致上腰椎产生屈曲。

3. 脊柱前凸姿势

该姿势主要表现为腰椎前凸增加，骨盆前倾。

4. 平背姿势

该姿势主要表现为腰椎前凸减少，髋关节伸直，骨盆后倾，T1骨盆角大约为 20°，并伴随腰椎不稳。

长期不良的站、坐姿势不仅会导致我们腰痛，而且有时是不可逆转的腰脊椎损伤。那么一套 William 保健体操教给您：

（1）双膝触腋运动：仰卧，用力缩紧腹肌，并使腰背紧贴床面，然后双手抱持双膝，使之接近腋部。

（2）摸脚尖：坐位，双腿伸直，双手平举，用力收缩腹肌，使上身前倾，双手触及脚尖。

（3）平背运动：仰卧，弯曲双腿，收缩腹肌和臀肌，使腰背部平贴床面。

（4）仰卧起坐运动：仰卧，双腿弯曲，双手上举，用力缩紧腹肌，使上半身离开床面直到坐起。

（5）弓腰运动：跪卧，收缩腹肌，使腰部向上弓起。

（6）下蹲起立运动：站位，双足分开30°，或保持相距30cm，足跟不能离地，脊柱呈C形弯曲，头低下，慢慢下蹲，双手不动，手指指向并触及地面，然后慢慢起立，回到起始位置。

◉教您三个简单易学的腰痛食疗方

1. 三七炖乌鸡

材料：乌骨雄鸡1只，三七6g，姜、葱、盐、黄酒适量。

做法：乌鸡去内脏、洗净，姜、葱洗净切段，将三七、姜、葱、黄酒放到乌鸡腔内，隔水炖至烂熟，加盐调味即可。

用法：食鸡肉，喝鸡汤。每剂分3次服，每周1剂，连服1个月。

功效：强筋接骨，补虚益损。

适用患者：适宜腰椎骨折患者，可减轻骨折康复期关节酸软。

2. 薏苡仁生姜羊肉汤

材料：羊肉500g，薏苡仁80g，生姜40g，调料适量。

做法：羊肉洗净、切片，与薏苡仁、生姜一同放入砂锅，加水文火炖汤至肉烂熟，再加盐、味精入味。

用法：连汤带肉一起食用，每日1剂，连服1周。

功效：益气补血，温阳壮腰。

适用患者：适用于寒湿腰痛，症见腰膝酸软，行走后加重，喜温恶寒。

3. 当归川芎粥

材料：当归身30g，川芎20g，粳米120g。

做法：当归身、川芎、粳米洗净，当归身、川芎入砂锅，加水适量，文火煎半小时，去渣留汁，下米煮粥。

用法：空腹服粥，每日1剂，连服7天。

功效：补气活血，祛风润肠。

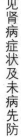

适用患者：偏寒型腰椎椎管狭窄症患者。

◎ 教您能治非特异性腰痛的五禽戏

非特异性腰痛，是指排除了脊柱肿瘤、感染、骨折、风湿性关节炎、椎间盘突出症或马尾综合征等的腰痛疾病。中医学理论认为，人是一个统一的整体，人体的脏腑、组织与器官不管是在生理功能上还是结构上都存在着密切的联系，在疾病的治疗中应从整体出发，采取全面有效的锻炼方法。五禽戏传统康复疗法的重要组成部分，其治疗作用与中医脏腑学说相关，对多种功能障碍性疾病具有很好的康复作用，腰痛也不例外。以下的五禽戏能帮您缓解腰痛。

1. 虎戏（虎举、虎扑）

（1）动作要领

虎举：两手掌心向下，十指撑开，再弯曲成虎爪状；随后两手外旋，由小指先弯曲，其余四指依次弯曲握拳，拳心相对；目视两掌。两拳沿体前缓慢上提，至肩前时，十指撑开举至头上方；两掌再弯曲成虎爪状外旋握拳，拳心相对；两拳下拉至肩前时，变掌下按；后沿体前下落至腹前，十指撑开，掌心向下；目视两掌。重复3遍后，两手自然垂于体侧；目视前方。

虎扑：两手握空拳，沿身体两侧上提至肩前上方。两手向上、向前划弧，十指弯曲成"虎爪"，掌心向下；同时上体前俯，挺胸塌腰；两腿屈膝下蹲，收腹含胸；同时两手向下划弧至两膝侧，掌心向下；目视前下方。随后，两腿伸膝，送髋，挺腹，后仰；同时，两掌握空拳沿体侧向上提至胸侧；左腿屈膝提起，两手上举，左脚向前迈出一步，脚跟着地，右腿屈膝下蹲，成左虚步；同时上体前倾，两拳变"虎爪"向前、向下扑至膝前两侧，掌心向下；目视前下方。随后上体抬起，左脚收回，开步站立，两手自然下落于体侧；目视前方。

（2）功效：填精益髓，强腰健肾。

2. 鹿戏（鹿抵、鹿奔）

（1）动作要领

鹿抵：两腿微屈，身体重心移至右腿，左腿经右脚内侧向左前方迈步，脚跟着地；同时，身体稍右转；两掌握空拳，向右侧摆起，拳心向下，高与肩平；目随手动，视右拳。身体重心前移；左腿屈膝，脚尖外展踏实；右腿伸直蹬实；同时，身体左转，两掌成"鹿角"，向上、向左、向后划弧，掌心向外，指尖朝后，左臂弯曲外展平伸，肘抵靠左腰侧；右臂举至头前，向左后方伸抵，掌心向外，指尖朝后；目视右脚跟。随后，身体右转，左脚收回，开步站立；同时两手向上、向右、向下划弧，两掌握空拳下落于体前；目视前下方。

鹿奔：左脚向前跨一步，屈膝，右腿伸直成左弓步；同时，两手握空拳，向上、向前划弧至体前，屈腕，高与肩平，与肩同宽，拳心向下；目视前方。体重心后移；左膝伸直，全脚掌着地；右腿屈膝；低头，弓背，收腹；同时，两臂内旋，两掌前伸，掌背相对，拳变"鹿角"。身体重心前移，上体抬起；右腿伸直，左腿屈膝，成左弓步；松肩沉肘，两臂外旋，"鹿角"变空拳，高与肩平，拳心向下；目视前方。左脚收回，开步直立；两拳变掌，回落于体侧；目视前方。

（2）功效：舒展筋骨。

3. 熊戏（熊运、熊晃）

（1）动作要领

熊运：两掌握空拳成"熊掌"（握空拳，大指压于食指指甲上，虎口撑圆），拳眼相对，垂手下腹部；目视两拳，以腰、腹为轴，上体做顺时针摇晃；同时，两拳随之沿右肋部、上腹部、左肋部、下腹部划圆；目随上体摇晃环视。

熊晃：两脚开立，两手自然下垂于体侧，目视前方。身体重心右移；左髋上提，牵动左脚离地，再微屈左膝；两掌握空拳成"熊掌"；目视左前方。身体重心前移；左脚向左前方落地，全脚掌踏实，脚尖朝前，右腿伸

第二章 常见肾病症状及未病先防

直；身体右转，左臂内旋前靠，左拳摆至左膝前上方，拳心朝左；右拳摆至体后，拳心朝后；目视左前方。身体左转，重心后坐；右腿屈膝，左腿伸直，拧腰晃肩，带动两臂前后弧形摆动；右拳摆至左膝前上方，拳心朝右，左拳摆至体后，拳心朝后；目视左前方。身体右转，重心前移；左腿屈膝，右腿伸直；同时，左臂内旋前靠，左拳摆至左膝前上方，拳心朝左；右掌摆至体后，拳心朝后；目视左前方。

（2）功效：疏肝理气，增强脾胃、肝肾及四肢关节活动的功能。

4. 猿戏（猿提、猿摘）

（1）动作要领

猿提：两掌在体前，手指伸直分开，再屈腕撮拢捏紧成"猿钩"。两掌上提至胸，两肩上耸，收腹提肛；同时脚跟提起，头向左转；目随头动，视身体左侧。两肩下沉，头转正，松腹落肛，脚跟着地，"猿钩"变掌，掌心向下；目视前方。头转正，两肩下沉，松腹落肛，脚跟着地；"猿钩"变掌，掌心向下；掌沿体前下按落于体侧。

猿摘：左脚撤步，右脚收回成丁步和右手抄掌、头部右转眼神注视右前上方要同时完成。右腿迈步伸直和舒臂摘桃、眼神注视右前上方要同时完成。右脚收回成丁步和屈臂托桃、眼神注视左掌要同时完成。

（2）功效：灵活肢体。

5. 鸟戏（鸟伸、鸟飞）

（1）动作要领

鸟伸：当两掌腹前相叠时，两腿微屈下蹲，身体正直放松；两臂上举时，两腿伸直，"含肩缩项"，挺胸塌腰撅臀；两臂下按时，两腿微屈下蹲，松腹垂臀，身体正直放松；两臂后伸时，独立后摆腿，躯干背伸成反弓状。

鸟飞：举臂和提膝要协调配合，当两手内合到位，提膝腿的脚尖就刚好着地，当两手平举或上举到位，提膝腿就提到最高点。为了提高锻炼效果，独立下蹲时，避免提膝腿伸膝，使脚尖点地，应尽可能支撑腿弯曲下蹲，在提膝腿保持提膝的状态下，脚尖随之点地，这样可以有效地增强腿部力量和提高平衡能力。

（2）功效：增强肺呼吸，调运气血，疏通经络。

小贴士

练五禽戏时，要做到全身放松，意守丹田，呼吸均匀，形神合一。练虎戏时要表现出虎的威武勇猛的神态，刚中有柔，柔中有刚；练鹿戏时要体现鹿的静谧恬然之态；练熊戏时要在沉稳中寓于轻灵，将其剽悍之性表现出来；练猿戏时要仿效猿敏捷灵活之性；练鸟戏时要表现其展翅凌云之势，才可以融形神为一体。

⬤神奇的腰痛贴膏

1. 奇正消痛贴膏

主要药物成分：独一味、水牛角、水柏枝、姜黄、花椒、棘豆等中药组成。

使用方法：外用，每贴敷 24 小时，连续 5 天。根据疼痛范围决定所用膏药的张数。

功效：活血化瘀，舒筋通络，止痛。

适用患者：腰肌劳损、慢性腰痛、腰部扭伤等。

2. 腰痛贴膏

主要药物成分：血竭、延胡索等中药组成。

使用方法：外用，每贴敷 48 小时，连续 3 次。

功效：活血化瘀，止痛。

适用患者：腰椎间盘突出、骨质增生以及椎管狭窄等引起的气血运行不畅、脉络阻滞所致腰痛。

3. 太阳神腰痛灸

主要药物成分：制川乌、制马钱子、制乳香、独活等。

使用方法：外用，穴位贴敷。每日 1 贴，每贴使用 12 小时，4 天 1 个疗程。

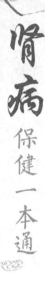

功效：活血化瘀，行气祛湿，止痛。

适用患者：适用于腰肌劳损、腰椎间盘突出症、腰扭伤、骨质增生等由寒湿内停、气血痹阻所致腰部疼痛、下肢麻木等症（孕妇、皮肤破溃处忌用）。

◉ 您可能不知道的腰痛小偏方

1. 苗药鸡胚地龙膏

主要药物组成：黔药鸡努（鸡胚）、给粪（地龙）、孟达（大血藤）、锐先脉（马齿苋）、洼千衣（茜草）、机烟（骨碎补）、梦罗献（五香血藤）、多布叉（刺五加）、锐扑克了（地锦草）、洼龚（水虎杖）、榜布仰（玫瑰花）、哇巷迸（臭牡丹）等。

适用患者：多因跌扑损伤、强力举重、外感风寒等因素诱发的腰痛，伴或不伴下肢疼痛，随体位变换，或触碰疼痛加剧，疼痛多呈针刺、刀割、火烧、痉挛性，并且多为持续性疼痛阵发性加重。以上症状多见于腰椎间盘突出症、急性腰扭伤、单纯腰椎骨折患者。

使用方法：外用，贴于患处，每2日1次。

功效：活血化瘀，消肿止痛。

2. 乌附麻辛桂姜汤加减

主要药物组成：制乌头 15g，制附子 10g，当归 10g，川芎 10g，白芍 10g，茯苓 20g，泽泻 10g，麻黄 5g，桂枝 9g，细辛 3g，干姜 5g，蜂蜜 20g，炙甘草 10g 等。

适用患者：腰部疼痛，脊柱两旁常有明显按压痛，或腰部隐痛或酸痛，常由于劳累、天气变化等因素症状加重，常有居处潮湿阴冷、涉水冒雨、跌扑闪挫或劳损等病史，舌体胖嫩或边有齿痕，舌苔薄白或水滑多津，脉缓或沉弱者。

使用方法：水煎服，每日1剂，分两次饭后温服，连服7日为1个疗程。

功效：温经散寒，祛风除湿，止痛。

禁忌：对阴虚、素体阳盛、痰湿化热者均不适宜，高血压、年老体弱、小儿、孕妇慎用或不用。

◎ *腰痛需要进行哪些辅助检查*

（1）X线检查

优势：对疑有骨性病变的患者，如骨折、结核、肿瘤、椎弓峡部不连与脊椎滑脱等。

缺点：X线片检查不能诊断腰部软组织损伤，因此，一般软组织损伤性腰痛患者不须常规拍摄X线片。

（2）体层摄影（CT）检查：CT检查对腰部有结核、肿瘤的早期病灶，并有助于腰椎椎管狭窄症和腰椎间盘突出症的诊断。

（3）脊髓造影。

（4）核磁共振成像（MRI）检查。

（5）肾脏或泌尿系统彩超。

◎ *腰痛西医怎么治*

对于腰痛西医临床多采用对症治疗，但对于一些非特异性腰痛、慢性腰痛目前没有很好的治疗方法，相对于中医来说略显弱势，在这里就不一一介绍了。

◎ *中医辨证治疗腰痛效果好*

中医治疗疾病讲究整体审查、辨证论治，以下是中医辨证常见的四个证型，您可以对症自诊。

1. 瘀血腰痛证

临床表现：腰痛，痛如针刺，痛有定处，痛处拒按，晚上加重，轻的俯仰不便，重的不能转侧，舌质暗紫，或有瘀斑，脉涩。部分患者有跌扑闪挫史。

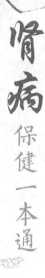

治法：活血化瘀，通络止痛。

方药：身痛逐瘀汤加减。药用当归、川芎、桃仁、红花、䗪虫、香附、地龙、牛膝、五灵脂、没药等。

2. 寒湿腰痛证

临床表现：腰部冷痛重着，翻转不便，逐渐加重，休息疼痛不能减轻，寒冷和阴雨天加重，舌质淡，苔白腻，脉沉迟缓。

治法：散寒祛湿，温经通络。

方药：甘姜苓术汤加减。药用干姜、甘草、茯苓、白术、桂枝、牛膝、杜仲、桑寄生、续断等。

3. 湿热腰痛证

临床表现：腰部疼痛，重着而热，暑湿阴雨天气症状加重，活动后或可减轻，身体困重，小便短赤，苔黄腻，脉濡数。

治法：清热利湿，舒筋止痛。

方药：四妙丸加减。药用苍术、黄柏、薏苡仁、木瓜、川牛膝、络石藤等。

4. 肾虚腰痛证

（1）肾阳虚证

临床表现：腰部冷痛，经久不愈，局部发冷，喜温喜按，劳累后加重，休息或可减，常反复发作，肢冷畏寒，舌质淡，脉细无力。

治法：补肾壮阳，温煦经脉。

方药：右归丸加减。药用附子、肉桂、鹿角胶、杜仲、熟地黄、山药、山茱萸、枸杞子、菟丝子等。

（2）肾阴虚证

临床表现：腰部隐隐作痛，腰酸无力，经久不愈，心烦少寐，口燥咽干，面色潮红，手足心热，舌红少苔，脉弦细数。

治法：滋补肾阴，濡养筋脉。

方药：左归丸加减。药用熟地黄、山药、山茱萸、枸杞子、牛膝、菟丝子、龟甲胶、鹿角胶等。

◉ 中医特色疗法治腰痛

1. 神奇的针灸

（1）毫针针刺

穴位：大肠俞、肾俞、阿是穴、委中、腰夹脊等。

功效：调和气血，通经止痛。

（2）艾灸（温和灸）

穴位：肾俞、阿是穴等。

操作方法：将艾条的一端点燃，对准背部疼痛部位，在距离皮肤 2 ~ 3cm 的地方，进行熏烤，每处 5 ~ 10 分钟，使患者感到温热而无灼痛为度。

功效：通经活络。

2. 拔罐疗法

功效：通经活络，行气活血，消肿止痛等。

（1）留罐法：将罐吸附于腰部疼痛部位，使罐子吸拔在背部疼痛部位，留罐时间一般为 10 ~ 15 分钟，具体留罐时间应该以个人耐受为宜，然后将罐起下。这种方法非专业人员亦可操作，建议非专业人员采用真空拔罐器，既安全又有效。

（2）闪罐法：在腰部从上至下，将罐拔上后，立即起下，反复多次地拔住起下，起下拔住，直至皮肤潮红、充血或瘀血为止。

3. 推拿按摩

要求：被按摩者俯卧，按摩者站于被按摩者一侧。

（1）揉法：按摩者用双手掌，自上而下同时按摩腰背部，边按边揉，反复 5 遍。

（2）按法：按摩者用双手掌重叠按压足太阳膀胱经（即后正中线至肩胛骨内侧垂直距离，或垂直距离的 1/2 位置），速度要缓慢，按压 5 次，力度适中。

（3）拍法：按摩者双手空拳或虚拳，自上而下交替拍打腰背部两侧，约2分钟。

（4）拨法：按摩者从上至下弹拨患者足太阳膀胱筋经（即后正中线至肩胛骨内侧垂直距离的1/2位置），力度由轻到重，反复3遍。

（5）推法：按摩者用双手掌直推腰背部，从肩部到腰背部方向，直推5次，力度由重到轻，最后力度减慢。

◉腰痛必备家庭小药箱

麝香追风膏

使用方法：外用，贴于患处。

功效：祛风散寒，活血止痛。

适用患者：腰背酸痛、四肢麻木、扭伤、挫伤等（孕妇、皮肤破溃处忌用）。

第八节　高血压

◉教您认识高血压

高血压是指在静息状态下动脉收缩压≥140mmHg和（或）舒张压≥90mmHg的一种病症（表1），可引起血管、脑、心、肾等器官的病变。高血压病因为多因素，如饮食不节、精神高度紧张、吸烟、体重过重、药物或其他病变引起等。肾脏病变引起的高血压是最常见的继发性高血压，终末期肾病80%～90%都会合并高血压。

中医学中的"眩晕""头痛""肝阳"及"肝风"等与西医高血压病证候相似。中医认为本病的发生常与恼怒忧思、情志失调、过食厚味、体质禀赋、年老肾亏、肝阳上亢、肝风内动等因素有关。

表1　血压水平分类和定义

分类	收缩压（mmHg）	舒张压（mmHg）
正常血压	< 120 和	< 80
正常高值	120 ~ 139 和（或）	80 ~ 89
高血压	≥ 140 和（或）	≥ 90
1 级高血压（轻度）	140 ~ 159 和（或）	90 ~ 99
2 级高血压（中度）	160 ~ 179 和（或）	100 ~ 109
3 级高血压（重度）	≥ 180 和（或）	≥ 110
单纯收缩期高血压	≥ 140 和	< 90

注：本表来源于《中国高血压防治指南 2018 年修订版》，若患者的收缩压和舒张压分属于不同级别时，则以较高的分级为准。

🔘 高血压不容忽视

高血压初期常没有明显不适症状，有时偶然一次体检中才被发现。因为它是心脑血管疾病的危险因素，可损伤重要的器官，如心、脑、肾的结构和功能，最终导致这些器官的功能衰竭，所以不容忽视。那么我们如何防治高血压呢？

🔘 哪些人易得高血压病

1. 家族中有患高血压病者

高血压有明显的遗传特点，家族有高血压患者，后代患有高血压的概率会增高很多。

2. 长期吸烟、饮酒者

吸烟不仅会导致呼吸道疾病，而且吸烟还可引起心率加快，血压增高，易导致高血压、冠心病等疾病。同样，酒精摄入过量亦可导致血压增高。

3. 长期摄入动物脂肪、食盐较多者

长期食用动物脂肪的人往往比食用含有不饱和脂肪酸较多的植物油、鱼油的人易患高血压病，因为动物脂肪含有较多的饱和脂肪酸，而饱和脂肪酸对心血管系统是有害的。

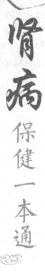
食用过多食盐会使摄入钠过多而使血压升高，低钠、高钾、高钙容易降低血压，所以高血压患者要严格控制食盐的摄入量。

4. 肥胖者

肥胖者患高血压的概率比较高，60 岁以上老年人中，体重正常者患病率为 50% 左右，而肥胖者患病率则达到 70% 左右。

5. 长期精神紧张者

长期精神紧张者常常与其职业相关，如从事驾驶员、会计、售票员等长期精神紧张者易患高血压。

怎样防治高血压呢

我们要坚持"早发现，早治疗"的原则，大多数高血压病患者在早期没有明显症状，这时往往会错过最佳治疗时期。如果能早期发现，就能及时预防，早期治疗，所以我们有必要在社区诊疗机构及乡村卫生室监测我们的血压，这样既有助于预防高血压，又有利于高血压患者的预后。

1. 定期测量血压

正常成人应规律测量血压（1 次／2 年）。高危人群应每半年测量 1 次血压，以便及早发现高血压，提高高血压的知晓率。

2. 及早治疗高血压

一旦发现患有高血压病要及时治疗，症状不明显的患者要积极控制体重、限制摄入食盐量、做一些有氧运动等非药物治疗方法来使血压稳定。但如果 1 个月后血压持续升高，则需要接受降压药物治疗。

警惕！这些症状出现时需要检测血压

当出现头晕、头痛、颈项疼痛、心慌、胸闷、无力、失眠、耳鸣、水肿等情况时，应及时检查血压，来确定上述情况是否由高血压导致的。

◉ 生活中不可不知的防治高血压的妙法

1. 美食同样可以拯救你的高血压

（1）银耳＋黑木耳：银耳20g，黑木耳20g。将银耳、黑木耳用冷水泡发，去杂质，洗净，放入砂锅，加水适量，小火炖烂即可食用。适用于嗜食肥甘厚腻引起的高血压患者。

（2）鲜山楂＋白扁豆：鲜山楂24g，白扁豆24g，红糖40g。将山楂、白扁豆同炖酥，调入红糖食用，每日1剂，连续食用1个月左右。适用于肝旺脾虚的高血压患者。

（3）西蓝花＋胡萝卜：西蓝花300g，胡萝卜50g，葱、蒜、植物油、盐适量。将西蓝花洗净，掰成小朵；胡萝卜洗净，切成片；葱、姜切细。先用开水把西蓝花焯至六成熟，捞出，沥干水分，然后炒锅烧热，倒油，油热时放入葱、姜，爆出香味后放入胡萝卜、西蓝花快炒，放入食盐调味即可。适用于肝旺脾虚的高血压患者。

（4）绿豆＋海带＋大米：绿豆、海带各150g，大米适量。将海带切碎，与其他两味同煮成粥。适用于原发性高血压患者。

（5）生花生仁＋醋：花生仁浸泡在醋中，5日后食用，每日早晨可食用15粒左右，有降压及降胆固醇的作用。适用于高血压并发心脑血管疾病患者。

（6）罗布麻叶＋五味子：罗布麻叶7g，五味子5g，冰糖适量，开水冲泡代茶饮。常饮此茶可降压，改善高血压症状，防治冠心病。适用于高血压并发心脑血管疾病患者。

2. 运动

（1）慢跑或长跑：这类运动比较激烈，较适用于轻症高血压患者。高血压患者慢跑时的最高心率每分钟可达120～136次，要想使血压平稳下降，要坚持长期锻炼。高血压患者可按自身情况把跑步时间逐渐增多，30分钟以内为宜。速度一定要慢，忌快跑。患有冠心病者则不宜长跑，以免发生意外。

（2）步行或快步走：快步走对高血压患者是最安全、最有效的运动方式。

（3）太极拳：太极拳对防治高血压有明显的作用，适用于任何高血压患者。据地区调查，长期练习太极拳的 50 ~ 89 岁老人，其血压均值为134.1/80.8mmHg，这明显低于同年龄组的普通老人。

3. 药浴

（1）野菊花 30g，钩藤 30g，冰片适量。布包煎水，每晚浴足半个小时。

（2）桑枝 40g，桑叶 40g，茺蔚子 40g，明矾 70g，米泔水 1500mL，煎汤泡脚。

（3）川牛膝 10g，桃仁 10g，吴茱萸 10g，夏枯草 10g。以上中药加清水 2000mL，煎至 1500mL，倒入脚盆内，待药液温度 50℃左右时，先用毛巾蘸药液擦洗双脚（脚底、脚背）5 分钟后，再将双脚浸泡在药液中 30 分钟，每晚浸洗 1 次。此法适用于各种原因引起高血压。

4. 按摩

（1）按摩头部：两手手指分别从印堂开始，往太阳穴处推摩，后略微用力揉捏太阳穴 10 ~ 15 分钟。

（2）按摩颈部：双手放到脑后颈椎骨的两侧，食指、中指、无名指并拢，沿颈椎骨两侧上下揉捏 1 分钟。

（3）点穴推摩：点双侧足三里穴，任意按摩 3 ~ 4 分钟。

5. 拔罐

用闪火法把罐吸拔在大椎穴、心俞穴、肝俞穴、脾俞穴、肾俞穴、灵台穴上，留罐 10 ~ 15 分钟。

6. 艾灸

关键穴位：风池穴、曲池穴、太冲穴、涌泉穴。

方法：艾条温和灸。

步骤：先灸头部穴位再灸四肢穴位，灸每个部位时都应选择舒适的体位；找准穴位；点燃艾条的一端，对准穴位皮肤，与皮肤之间的距离保持2~4cm，每穴灸10分钟左右，以皮肤红晕为宜，每日1次。

7. 音乐疗法

（1）参与式音乐疗法：自己参与到演奏、唱歌、跳舞等音乐活动中，来达到调节情绪和感情的目的。如：听音乐治疗，由于音乐的节奏、旋律、音调、音色不同，由此达到抑制兴奋，降低血压的作用；阅读书刊画报、欣赏电影电视，可使患者轻松愉快、活跃情绪、丰富知识，从而降低血压等。

（2）感受式音乐疗法：通过专业医护工作者推荐，去聆听特定的音乐，感受音乐的旋律、节奏和声等因素，来改善情绪和行为的障碍，达到祛病健身的目的。具体包括音乐处方法、音乐冥想法、名曲情绪转变法、聆听讨论法等形式。

（3）结合式音乐疗法：指将音乐与气功动等疗法结合起来的一种治疗方法，具体包括把音乐与气功、按摩、运动等疗法结合在一起，来调治身心健康，从而达到降低血压的作用。

◉ 当发现患了高血压，不要惊慌！要知道如何防治

高血压的并发症往往是高血压患者死亡的主要原因，所以高血压既病防变的重要意义在于防止和延缓高血压并发症的发生。高血压患者一般在10~20年后出现并发症，主要是由于长期高血压对心、脑、肾、血管等组织器官产生损害。其中80%的美国慢性肾病患者合并高血压，但血压得到控制的病例仅占大约1/3，高血压又常常导致肾功能衰竭，所以在高血压早期，在积极控制血压的同时，还应积极采取措施，防止和减少并发症。

◉ 哪些常规检查必须列入清单

1. 血生化（钾、空腹血糖、血清总胆固醇、甘油三酯、高密度脂蛋白胆固醇、低密度脂蛋白胆固醇、尿酸、肌酐）。

2. 全血细胞计数、血红蛋白和血细胞比容。

3. 尿液分析（尿蛋白、尿糖和尿沉渣镜检），糖尿病和慢性肾病患者应每年至少查一次尿蛋白。

4. 心电图。

◎ **高血压的治疗原则**

1. 早发现、早诊断、早治疗、终身治疗。

2. 长效、缓释制剂，平稳控制血压。

3. 多重药物小剂量联合使用。

4. 中西医结合治疗。

5. 改善生活方式。

6. 增加患者依从性。

◎ **高血压西医怎么治**

原发性高血压目前尚无根治方法，降压治疗是目前西医治疗的最佳选择，降压的最终目的是减少高血压患者心脑血管病的发生率和死亡率。

1. 您应该知道的 4 个服用降压药的原则

（1）从小剂量开始。

（2）优先选择长效制剂：尽可能使用每天给药 1 次而有 24 小时持续降压作用的长效药物。

（3）联合用药（主要适用于两种情况）：一种情况是，在低剂量单药治疗效果不佳时，可选择两种或两种以上降压药联合使用，好处是既效果好又不增加副作用；另一种情况是，血压 ≥ 160/100mmHg 或高于目标血压 20/10mmHg 或高危及以上患者。

（4）个体化（个体差异，用药不同）。

2. 常用的 5 种降压药，哪种更适合您

（1）利尿剂代表药物：氢氯噻嗪、吲哒帕胺。

适用患者：轻、中度高血压，尤适用于单纯收缩期高血压患者、盐敏感性高血压患者，更年期女性、合并肥胖或糖尿病、老年人或伴心衰、浮肿等高血压患者。

不良反应：长期使用此类药易致低血钾症，糖耐量降低、血糖升高，高尿酸血症等代谢紊乱及血液中胆固醇与甘油三酯升高、高密度脂蛋白降低与性欲减退等并发症。

禁忌：痛风患者禁用，肾功能不全者慎用。

（2）受体拮抗剂代表药物：普奈洛尔、美托洛尔、阿替洛尔、卡维地洛。

适用患者：不同程度高血压，尤适用于心率较快的青、中年高血压患者，合并慢性心力衰竭和心绞痛高血压患者。

不良反应：心动过缓、四肢发冷、乏力。

禁忌：急性心力衰竭、病态窦房结综合征、房室传导阻滞患者禁用，伴心功能不全、支气管哮喘、糖尿病者（因能减少胰岛素分泌、干扰糖代谢）慎用。

（3）血管紧张素转化酶抑制剂代表药物：卡托普利、依那普利等。

适用患者：对原发性、肾性高血压有很好的疗效，尤适于伴有心室肥大、心衰、心肌梗死、房颤、糖尿病肾病、蛋白尿、糖尿病、高脂血症、老年等中、重度高血压患者。

不良反应：刺激性干咳和血管性水肿。

禁忌：妊娠妇女、高钾血症及双侧肾动脉狭窄患者禁用，血肌酐超过265.2μmol/L 患者慎用。

（4）钙通道阻滞剂代表药物：硝苯地平、左旋氨氯地平、尼群地平等。

适用患者：适合各型高血压，尤适于重症高血压伴冠心病、心绞痛、脑血管意外、肾脏病变的患者。

不良反应：头痛、下肢水肿、心率增快、面部潮红等。

禁忌：心力衰竭、窦房结功能低下或心脏传导阻滞等患者慎用。

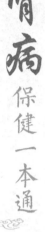

（5）交感神经抑制剂代表药物：可乐定、利血平（降压灵）、甲基多巴、哌唑嗪等。

适用患者：适合伴高脂血症、前列腺肥大、心功能不全的高血压患者。

不良反应：不良反应较多，建议联合使用。

禁忌：不宜单独使用，为避免首剂效应及体位性低血压、宜从小剂量开始，后递增用量。

◉ 对号入座，看看你属于中医辨证的哪一型

1. 肝阳上亢证

临床表现：眩晕，耳鸣，口苦，头目胀痛，失眠多梦，急躁易怒，甚至仆倒，颜面潮红，肢麻震颤，舌红苔黄腻，脉弦数。

治法：平肝潜阳，清火息风。

方药：天麻钩藤饮加减。药用天麻、钩藤、川牛膝、杜仲、桑寄生、茯神、栀子、黄芩、益母草、夜交藤等。

2. 肾精不足证

临床表现：眩晕，日久不愈，精神倦怠，两目干涩，视力减退，夜寐不安，多梦；或面色㿠白，形寒肢冷，舌淡嫩，苔白，脉弱；或颧红咽干，五心烦热，舌红少苔，脉细数。

治法：滋养肝肾，益精填髓。

方药：六味地黄丸加减。药用熟地黄、山茱萸、山药、龟甲胶、黄芪、鹿角胶、地龙、茯苓、泽泻、牡丹皮、白术等。

3. 气血亏虚证

临床表现：眩晕，运动后加剧，劳累后发作，面色㿠白，神疲乏力，心悸少寐，食少腹胀，舌淡苔薄白，脉细弱。

治法：补益气血，调养心脾。

方药：补中益气汤加减。药用黄芪、白术、云茯苓、当归、白芍、升麻、柴胡、酸枣仁、法半夏、陈皮、生姜、甘草等。

4. 痰湿中阻证

临床表现：眩晕，头重昏蒙，或伴视物旋转，胸闷，恶心呕吐，口吐痰涎，食少多寐，舌苔白腻，脉濡滑。

治法：化痰祛湿，健脾和胃。

方药：半夏白术天麻汤加减。药用半夏、白术、天麻、茯苓、苍术、陈皮、黄芪、生姜、甘草等。

5. 瘀血阻窍证

临床表现：头痛，眩晕，或见心悸，健忘，失眠，精神不振，耳鸣耳聋，面唇紫暗，舌暗有瘀斑，脉细涩。

治法：祛瘀生新，活血通窍。

方药：血府逐瘀汤加减。药用当归、川芎、赤芍、桃仁、红花、柴胡、枳壳、桔梗、生地黄、牛膝、甘草等。

这些验方不妨试一试

1. 活血通瘀煎

主要药物：赤芍、川牛膝、川芎、红花、桃仁、柴胡、葛根、丹参、益母草。

用法：水煎，每日分2次口服。

功效：活血化瘀，通络止痛。

适用患者：主要表现为瘀血留滞、脉络瘀阻型高血压患者。

常见症状：头痛，胸痛，肢体麻木，口唇紫暗，舌暗或有瘀点，脉涩，或结，或代等。

2. 柴胡二仙疏肝饮

主要药物：柴胡、白芍、当归、茯苓、仙茅、佛手、白术、知母、淫羊藿。

用法：水煎，每日分2次口服。

功效：疏肝健脾，理气活血。

适用患者：适用于妇女更年期前后，血压不稳定，血压随情绪变化而波动。

常见症状：头晕、头痛、心烦易怒、两胁胀痛等。

3. 民间验方鲜松针

主要药物：鲜松针。

用法：口服，每天用鲜松针 30 ~ 50g，洗净水煎 10 ~ 15 分钟，取汁 100 ~ 150mL，每天 3 次。若血压稳定后则改为每天口服 2 次，在服药时用同一个血压表测量血压，每天 2 次，上午、下午各 1 次。

功效：疏通气血，活血化瘀。

适用患者：脑血管疾病、高血压、高血压后遗症及冠心病。

常见症状：头晕、心烦易怒、肥胖等。

4. 桑菊清眩饮

主要药物：桑叶、菊花、天麻、茯苓、陈皮、白蒺藜、竹茹、决明子。

用法：水煎，分 2 次口服。

功效：健脾，息风，化痰。

适用患者：脾虚痰湿型高血压患者。

常见症状：头晕目眩、恶心呕吐、胸膈满闷等。

5. 足浴方

主要药物：钩藤、夏枯草、桑叶、菊花。

用法：外用，将上述药物煎汤至 2000mL 左右，水温保持在 40℃上下为宜，每天早晚两次泡脚，每次浸泡半小时。

功效：平肝潜阳，清肝明目。

适用患者：肝阳上亢高血压患者。

常见症状：眩晕，口苦，头目胀痛，眼胀，失眠多梦，急躁易怒，舌红苔黄，脉弦。

◉ 家庭必备小药箱

1. 北京降压 0 号

适应证：用于治疗轻中度高血压，对重度高血压须与其他降压药合用。

用法用量：口服。常用量，1 次 1 片，1 日 1 次；维持量，1 次 1 片，2 ～ 3 日 1 次。

2. 开博通

适应证：高血压、心力衰竭。

用法用量：口服。常用量，1 次 12.5mg，1 日 2 ～ 3 次。

3. 倍他乐克

适应证：高血压、急性心肌梗死。

用法用量：口服，每日 100 ～ 200mg，分 1 ～ 2 次服用。

4. 复方罗布麻片 I

适应证：高血压。

用法用量：口服。常用量，1 日 3 次，1 次 2 片；维持量，1 日 2 片。

5. 牛黄降压片

适应证：肝火旺盛、头晕目眩。

用法用量：口服，一次 2 ～ 4 片，1 日 1 次。

◉ 小贴士

1. 梳头降压法

梳前发际梳到头维穴（在头部，额角发际直上 0.5 寸，头正中线旁开 4.5 寸处），每次梳前发际不少于 100 下，对伴有胃肠不好的高血压特别管用。

2. 推按桥弓穴

位于人体脖子两侧的大筋上，左右移动头部的时候都能感觉到。

做法：用拇指缓慢从上到下，一次推按 30 ～ 50 次，两侧交替进行。

第二章　常见肾病症状及未病先防

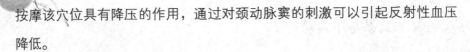

按摩该穴位具有降压的作用，通过对颈动脉窦的刺激可以引起反射性血压降低。

3. 多喝木槿茶

木槿茶可以有效降低血压，这是由于木槿茶中含有的植物化学物质有降低血压的功效。很多花茶都含有木槿，找含量最多的那些即可。

4. 深呼吸

早晚试着深呼吸五分钟，单纯缓慢地呼吸或配合练习气功、瑜伽和太极等，可以降低应激激素，进而使血压降低。

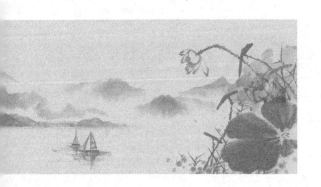

第三章

常见肾病防治

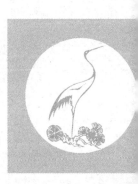

肾小球肾炎

【教您了解肾小球肾炎】

肾小球肾炎又称肾炎，是发生于双侧肾小球的变态反应性疾病。肾小球肾炎是常见的肾脏疾病，分为急性、慢性和急进性肾炎综合征、隐匿性肾炎。临床表现为一组症候群：水肿、蛋白尿、血尿、高血压，尿量减少或无尿，肾功能正常或下降。但每个患者表现的轻重程度不同，许多患者以水肿为首发症状，轻者仅晨起时眼睑及面部微肿，午后下肢略有水肿，经休息后短期内可消失。有些患者以血压增高为首发症状，继而发现肾炎。

急性肾炎起病急，病程短，好发于 4 ～ 14 岁儿童，男性多于女性。本病多发生在感染之后，以链球菌感染最为常见，其中以上呼吸道感染最多见，其次为皮肤感染。40% 的患者首先发现血尿而求医；90% 的病例出现水肿，轻者晨起后见眼睑浮肿，重者水肿延及全身，甚至出现胸水、腹水，伴有气急和腹胀，部分患者血压升高且有头痛，小便化验几乎都含有蛋白质（蛋白尿）。急性肾炎者迁延一年以上可为慢性肾炎。

慢性肾炎是慢性肾小球肾炎的简称，是一种常见而难治的慢性肾脏疾患。临床以水肿、蛋白尿、血尿、高血压为特征，后期可发展为肾功能不全以致肾功能衰竭，患者可出现贫血、心衰等。本病以中青年最多见，男性发病率高于女性，近年来发现老人的发病率也有上升趋势。对于慢性肾炎的病因和发病原因目前尚有争论，但大多医家认为，本病是一种与感染，特别是乙型溶血性链球菌感染有关的免疫反应性疾病，现代医学对本病尚缺乏较理想的疗法。

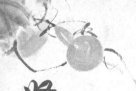

一、未病期

◉ 急性肾小球肾炎的个人预防

1. 预防感冒、流感，得了上呼吸道感染应尽快治疗。居住环境要保持空气新鲜，定时通风换气；夏日气候炎热，门窗应常开，保持空气流通；冬季寒气袭人，可短时间开窗通风，并保持室内温度。

2. 要注意皮肤的清洁卫生，避免发生皮肤疖肿。遇到麻疹、猩红热等流行季节，更要注意搞好个人卫生，以防急性肾炎的发生。尤其在夏秋季节，要防止蚊虫叮咬及皮肤感染。

3. 对于反复发作扁桃体炎的患儿，可考虑行扁桃体摘除术。对已发生急性咽炎、中耳炎、皮肤感染者，应及早给予有效治疗，以减少本病发生的机会。

4. 集体幼儿机构或家族中，如发现猩红热、扁桃体炎等链球菌感染者，须立即采取隔离措施，进行彻底治疗。未患病者可用青霉素 40 万～80 万单位 1 日 2 次，连用 7 天作预防。

5. 锻炼身体，增强体质，提高抗病能力。积极参加体育锻炼是预防本病发生的有力措施。经常参加打球、跑步、游泳等活动可以促进新陈代谢，加速有害物质的排泄。

6. 腰部按摩法：两手掌对搓至手心热后，分别放至腰部，上下按摩腰部，至有热感为止。可早晚各 1 遍，每遍约 200 次。此运动可补肾纳气。

7. 穴位按摩法：揉丹田，丹田位于脐下 3 寸处，相当于关元穴位置。方法是将手搓热后，用右手中间三指在该处旋转按摩 50～60 次。按肾俞，肾俞穴位于第二腰椎棘突下旁开 1.5 寸处，两手搓热后用手掌上下来回按摩 50～60 次，两侧同时或交替进行。

◉ 慢性肾小球肾炎的个人预防

1. 起居有常

妥善处理好生活的各个方面，遵循生活规律，养成按时作息的良好习惯。

2. 劳逸结合

古语有云："人欲劳于形，百病不能成。"说明适当的活动有益于身体健康。但当动不动，或动而过度，则又可导致"五劳所伤"。无论脑力劳动还是体力劳动，都不能过于疲劳，否则便会生病。古人提倡的是"常欲小劳"，这里的"小"是指适量的、力所能及的体力活动。

3. 注意饮食卫生

不食用变质、不洁的食物，预防肠道感染；避免暴饮暴食。如果大量摄入肉类食物，蛋白质会从肾小球排出，加重肾小球滤过膜的损害，而排泄到尿中的蛋白又作为有害的物质，引起肾小管的继发性损伤，久而久之，会导致本病的发生。

4. 防止药物伤肾

因为肾脏是排泄药物的主要器官，特别容易受药物的毒性伤害。庆大霉素、卡那霉素、链霉素以及多黏菌素、四环素、万古霉素等，均有一定的肾毒性，或容易引起肾损害，所以应尽量避免使用。非甾体类抗炎药物如阿司匹林、布洛芬、保泰松、消炎痛等，也较常出现肾损害。其他如磺胺药、利福平及造影剂、抗肿瘤药也可产生肾毒性，具体应用时应加以注意，或避开不用，或减少剂量应用。

二、既病期

◉ 肾小球肾炎的常见症状

1. 前驱症状

肾炎患者在发生肾炎前 1 ~ 3 周多有呼吸道或皮肤感染史，如：麻疹、急性咽炎、皮肤脓疱疹、扁桃体炎、齿龈脓肿等，但部分肾炎患者也可能没有前驱症状。

2. 血尿

多数肾炎患者开始出现少尿，甚至无尿，同时伴有肉眼血尿、镜下血尿持续存在。

3. 水肿

肾炎患者在开始有少尿时出现水肿，以面部及下肢为重，一般都会伴有乏力、腰痛、尿中泡沫增多、尿色异常等症状。

4. 高血压

起病时部分患者伴有高血压，也有在起病以后过程中出现高血压，表现为头痛、记忆力减退、睡眠不佳等症状。一旦血压增高，呈持续性，不易自行下降。

5. 感染

急性肾小球肾炎和慢性肾小球肾炎急性发作常常与咽炎、扁桃体炎等上呼吸道感染及皮肤感染相关，当患有感染性疾病时应检查尿常规。

6. 肾功能损害

肾炎患者肾功能损害呈持续性加重，肾小球滤过率明显降低和肾小管功能障碍同时存在。

◎ **慢性肾小球肾炎的中医辨证分型及治疗**

1. 水肿期

（1）风水相搏

临床表现：头面部先肿，继而遍及全身，水肿按之凹陷，但恢复较快，小便不利，并伴有恶寒发热，骨节酸沉，咳嗽胸闷，或咽痛，舌淡苔薄，脉浮紧或浮数。

治法：宣肺利水。

方药：越婢加术汤合五皮饮加减。药用陈皮、茯苓皮、桑白皮、大腹皮、生姜皮、牛膝、车前子、麻黄、石膏、白术。外感风寒者和（或）素体阳虚者，可用麻黄附子细辛汤合五皮饮，以温阳解表散寒。外感风热者，加连翘、菊花、荆芥以清热解表。此为急则治之法，表证去则应因证治之。

（2）脾虚湿困

临床表现：面色萎黄或苍白，腹大胫肿，脘闷腹胀，甚或上泛清水，纳少，少气懒言，神疲乏力，体胖，苔白，脉濡缓。

治法：健脾利水。

方药：防己黄芪汤合春泽汤加减。粉防己、生黄芪、白术、茯苓、猪苓、泽泻、党参、桂枝、生姜、大枣。方中以生黄芪益气固表；党参、桂枝温阳化气；粉防己、茯苓、猪苓、泽泻利水渗湿消肿；白术、甘草培土胜湿，生姜、大枣调和营卫。

（3）脾肾阳虚

临床表现：全身高度浮肿，甚至胸腹水并见，面色㿠白，皮肤发亮，按之则凹陷，恢复较慢，伴畏寒肢冷，腰酸腿痛，倦怠肢软，腹胀纳差，大便溏薄，舌体胖大而润，苔白滑或腻，脉沉迟无力。

治法：温肾健脾，通阳利水。

方药：偏脾阳虚者，用实脾饮，制附片、干姜、茯苓、白术、大腹皮、川朴、广木香、木瓜、甘草、草果。偏肾阳虚者，用真武汤合五皮饮加减，制附片、生姜、茯苓、白术、白芍、桑白皮、陈皮、大腹皮、牛膝、车前子。

（4）气滞水停

临床表现：除水肿外，必有胀满较著如臌胀膨大，胸腹满闷，呼吸急促，四肢肿胀绷急光亮，小便不利，或有胁痛，舌质暗，苔白，脉沉弦。

治法：行气利水。

方药：导水茯苓汤加减。茯苓、泽泻、麦冬、白术、桑白皮、紫苏叶、槟榔、木瓜、大腹皮、陈皮、砂仁、木香、灯芯草。本方是行气利水的代表方剂，主要用于肾炎水肿证属气滞壅塞不通，水道因之不利。

第三章 常见肾病防治

157

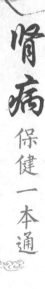

（5）湿热蕴结

临床表现：头面与下肢浮肿，甚至全身浮肿，皮肤或黄，身热汗出，口渴不欲饮水，脘腹痞满，食少纳呆，尿黄或呈茶色，淋沥涩痛，大便不爽，舌红苔黄腻，脉滑数。

治法：清热利水。

方药：三仁汤加减。淡竹叶、川朴、滑石、通草、法半夏、白蔻仁、薏苡仁、杏仁、车前子、白茅根。

（6）血瘀停滞

临床表现：病程较长，水肿皮肤有赤缕血痕，尿血，皮色苍暗粗糙，舌质紫暗或有瘀点、瘀斑，或见爪甲青紫，脉涩等。

治法：活血利水。

方药：当归芍药散加减。当归、川芎、赤芍、茯苓、泽泻、白术、怀牛膝、车前子。

2. 水肿消退期

（1）脾肾气虚

临床表现：面色苍白或淡黄无华，气短倦怠，食少纳差，食入腹胀，大便溏薄，腰膝酸软，小便频数清长，夜尿频多，舌淡胖，苔薄，脉沉弱。

治法：益气健脾、固肾摄精。

方药：补中益气汤加减。黄芪、人参、白术、当归、陈皮、柴胡、升麻、甘草、菟丝子、山茱萸、怀牛膝。补中益气汤是调补脾肾、益气升阳、甘温除热的代表方剂。

（2）脾肾阳虚

临床表现：面色㿠白，腰膝酸痛，畏寒肢冷，倦怠无力，纳差腹胀，便溏，夜尿频多，舌体胖润，边有齿痕，脉沉细或沉迟无力。

治法：温补脾肾。

方药：济生肾气汤。生地黄、牡丹皮、茯苓、泽泻、山药、山茱萸、制附片、肉桂、牛膝、车前子。济生肾气汤是温补脾肾的常用方剂，具有温补脾肾、化气行水之功。用于慢性肾炎证属脾肾阳虚者，每能取得较好疗效。

（3）肝肾阴虚

临床表现：面红烦燥，口干咽燥，渴喜冷饮，腰膝酸软，手足心热，目睛干涩，或视物模糊，尿色黄，大便干结，舌红少津，脉象细数。

治法：滋养肝肾。

方药：六味地黄汤。生地黄、山药、山茱萸、牡丹皮、茯苓、泽泻。六味地黄汤是滋补肝肾的基础方剂，也是当代治疗肾炎证属肾阴亏虚公认的常用方。

（4）气阴两虚

临床表现：全身乏力，腰膝酸软，畏寒或肢冷，但手足心热，口干而不欲饮，纳差腹胀，大便先干后稀，小便黄，舌暗红，舌体胖大而有齿痕，脉沉细而数或弦细。

治法：益气养阴。

方药：参芪地黄汤。人参、黄芪、生地黄、牡丹皮、山药、山茱萸、茯苓、泽泻、生姜、大枣。参芪地黄汤是治疗慢性肾炎证属气阴两虚的常用方剂，即六味地黄汤加人参、黄芪、生姜、大枣而成。方以人参、黄芪益气健脾，六味地黄汤滋养肾阴，共扶气阴两虚之本。

◉ 如何预防肾小球肾炎的恶化

1. 冬季做好保暖

由于血管在低温下容易收缩，血压升高，尿液减少，肾脏易受损害。肾炎患者病情容易恶化，所以肾炎患者冬季要注意做好保暖。

2. 定期检查

肾炎患者要注意定期检查，最好半年做一次尿液和尿素氮检查，尤其女性在怀孕期间会加重肾脏的负担，所以应该监测肾功能，防止由于妊娠毒血症最终导致尿毒症的发生。

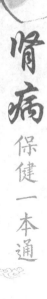

3. 不要暴饮暴食

肾炎患者要注意不要暴饮暴食，饮食中如果含有的蛋白质和盐分较多，会加重肾脏负担，引起病情恶化。

4. 及时治疗感冒

肾炎患者感冒后一定要及时治疗，以防加重肾炎病情。有高血压、水肿等症状的一定要去正规肾病医院做检查。

5. 预防扁桃体炎

如果肾炎患者扁桃体受到感染，一定要彻底治愈，否则可能会导致肾脏发炎。

6. 不要乱吃药

现在有很多止痛药、感冒药和中草药对肾脏都有毒性作用，肾炎患者不要乱吃药，防止肾炎病情恶化。

◎ 防止肾小球肾炎的恶化要及早筛查

1. 血常规

红细胞计数及血红蛋白可稍低，系因血容量扩大，血液稀释所致。白细胞计数可正常或增高，此与原发感染灶是否继续存在有关。血沉增快，2～3个月内恢复正常。

2. 尿常规检查

尿色一般无异常，尿蛋白一般量不多，尿沉渣中白细胞增多（急性期常满布视野，慢性期为 5 个 /HPF），有时可生白细胞管型。

3. 肾功能检查

大部分患者可有一过性肌酐清除率下降，肌酐、尿素氮升高。经治疗后一般能较快恢复正常。

4. 细胞学和血清学检查

肾炎发病后自咽部或皮肤感染灶培养出 β 溶血性链球菌的阳性率约 30% 左右，早期接受青霉素治疗者更不易检出。

5. X 线检查

当肾炎反复发作或慢性期症状不易控制时，应用 X 线进行肾炎的检查，包括腹部 X 线片、静脉肾盂造影、排尿膀胱尿路造影。排除有无结石、肾下垂、泌尿系统先天畸形及其他病变。

6. B 超或 CT 检查

部分患者可见到肾脏体积增大。

◉ 不可不知的肾小球肾炎健康教育

1. 树立信心

在刚患上这种疾病时，要调节我们的心态，不要沮丧萎靡甚至自暴自弃。而是要树立与疾病做斗争的信心，要时刻做好和疾病做斗争的准备，因为治疗是漫长的，我们要有耐心。

2. 劳逸结合

不要太过劳累，记得要加强休息，不然会导致我们的新陈代谢不正常，也会增加我们肾功能的负担，严重的话还会损害到我们的肾脏。

3. 注意饮食

饮食方面不注意，老是马马虎虎地吃过了就好，像这样不合理饮食的话，会更加容易加重我们肾脏的负担。

4. 节欲养肾

除了上面几点之外，还有一点要提醒一下，就是性生活不能过于频繁。

◉ 肾小球肾炎如何治疗

本病无特效药物治疗，并且又是自限性疾病，因此，基本以对症治疗为主，必要环节为预防水钠潴留、控制循环血量，从而达到减轻症状，预防致死性并发症（心力衰竭、高血压脑病）、保护肾功能，以及防止各种诱发加重因素，促进肾脏病理组织学及功能上的修复。

1. 一般治疗

急性起病后应卧床休息。饮食原则以低盐、高维生素、高热量为主。蛋白摄入量保持 40 ~ 70g/d，食盐摄入量 2 ~ 3g/d，同时限制高钾食物的摄入。

2. 对症处理

利尿常用噻嗪类利尿剂；降压常用药物为噻嗪类利尿剂、血管扩张药，必要时可用神经节阻滞剂，或加用钙离子通道阻滞剂；高钾血症的治疗，以限制高钾饮食和应用排钾利尿剂为主。

3. 并发症的治疗

控制心力衰竭，治疗重点应放在纠正水钠潴留、恢复血容量，而不是应用加强心肌收缩力的洋地黄类药物，即主要措施为利尿降压；高血压脑病，可静脉滴注硝普钠等药物，抽搐者可使用安定静脉注射。

4. 治疗感染灶

目前主张在病灶细菌培养阳性的时候，积极使用抗生素治疗，常用青霉素或大环内酯类抗生素控制感染病灶，并有预防病菌传播的作用，治疗为期 2 周左右或直至治愈。扁桃体切除术对急性肾炎的病程发展无肯定效果。

5. 抗凝及溶栓

尿激酶静滴，同时可辅以利尿、补钾。

6. 透析治疗

急性肾炎出现下列情况时应进行透析治疗：严重水钠潴留者；急性肾衰，少尿 2 天以上，出现高钾血症、急性左心衰、严重酸中毒情况。

◉ 肾小球肾炎的饮食调养方法

肾小球肾炎患者要食用富有营养、高维生素、高糖类、适当的脂肪、易消化的食物，避免加重胃肠道及肾脏的负担，禁吃不易消化的油炸、熏制食品，忌吃蛋白含量高、代谢后产生嘌呤类的食物，如动物肝脏、肾脏等。

蛋白质的摄入应根据病情而定。若患者有肾功能不全、氮质血症时，应限制蛋白质摄入，如尿素氮超过60mg%时，每日蛋白质供给量以每千克体重0.5g摄入，并采用牛奶、鸡蛋等高生物价蛋白质，以减轻肾脏排泄氮质的负担；若有严重肾功能不全、氮质血症时，须进一步减少蛋白质摄入，为减少主食中非必需氨基酸的摄入，可用玉米淀粉、藕粉、麦淀粉等代替主食；若无上述情况或病情好转时，可逐渐增加蛋白质摄入量，每日每千克体重可供给蛋白质1g。

糖类和脂肪的摄入，一般可不加限制，要保证充足热量供给。

有浮肿及高血压的患者，应依病情分别采用少盐、无盐或少钠食品。少盐是指每日食盐摄入量低于3g；无盐是指每日膳食中不加食盐，也不食用含食盐食物；少钠食是指每日膳食含钠量最高不超过1000mg，除食盐外，含钠高（如碱）的食物也要加以控制。

肾小球肾炎吃什么好

1. 宜供给高钙低磷饮食

在部分急进性肾炎患者中可有血磷升高和血钙下降的现象，因此饮食中应注意提高钙的含量，降低磷的含量，含钙高的食品有牛奶、芝麻酱等。另外烹调鱼和瘦肉时，用水煮一下捞出再进行热炒，能够降低食物中磷的含量。

2. 宜有选择性地补充维生素

宜积极补充水溶性维生素（B族维生素、维生素C等）。忌常规补充脂溶性维生素（维生素A），其原因是体内维生素A升高，可刺激甲状腺激素分泌而引起肾性骨营养不良，还可以引起脂肪代谢紊乱，致使胆固醇、甘油三酯水平增高。维生素D应在有严重低钙指征的情况下进行补充，而且剂量宜个体化，避免出现高钙血症。

3. 贫血患者宜补铁

贫血的患者宜选择含铁高的食物，如菠菜、油菜、红枣、芹菜、海带等。

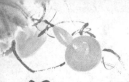

◉ 注意，肾炎患者这些食物不可贪吃

1. 忌食含盐量高的食物，如酱油、番茄酱、沙茶酱、乌醋、味精等。

2. 忌食动物肝脏、肾脏等含蛋白多的食物。

3. 忌食腌制食品，如各式咸菜。

4. 忌食海鲜类食物，如鱼、虾等。

5. 忌食刺激性食品，如茴香、胡椒、葱、蒜、姜、辣椒等，少饮酒。

6. 忌食过冷的食物。因为过冷的食物会损伤脾胃阳气和肾阳，导致寒从内生，加重阳虚患者的病情；过热的食物可导致胃火亢盛，或损伤阴液，加重阴虚患者的病情。

◉ 专家推荐几个肾炎患者食补方

1. 清炖甲鱼

原料：甲鱼 1 只。

制法：用开水烫甲鱼，去头、爪后放入锅中，再加入适量的水，用文火将甲鱼煮熟即可（不加盐）。

功效：滋补肝肾。

适应证：肝肾阴虚型慢性肾炎。

2. 野鸭大蒜汤

原料：野鸭 1 只，大蒜 50g。

制法：将野鸭杀好，去毛杂及内脏后洗净，将大蒜去皮填入鸭腹。将鸭放入砂锅中，再加入适量的水煮至鸭肉熟烂，最后放入调味品即可。

功效：补中益气，宣窍通闭。

适应证：慢性肾炎。

3. 荠菜粥

原料：鲜荠菜 100g，粳米 100g。

制法：将荠菜洗净切段，与洗净的粳米一同放入锅中，再加入适量的水，先用武火将锅烧开后，再用文火煮成粥即可。

功效：补虚健脾，明目止血。

适应证：伴有水肿、血尿等症状的慢性肾炎、肺出血、胃出血、目赤目暗等病症。

4. 冬瓜赤豆粥

原料：冬瓜、赤小豆、粳米各50g。

制法：将冬瓜去皮后切成块，与赤小豆、粳米一并放入锅内，再加入适量的水，煮成粥即可。

功效：清热利水。

适应证：伴有水肿、少尿等症状的湿热型慢性肾炎。

5. 山药粥

原料：干山药60g，或鲜山药120g，粳米60g。

制法：山药洗净切成片，与粳米共同煮成粥。

功效：温补脾肾，通阳利水。

适应证：脾肾不足的慢性肾炎。

6. 黄芪粥

原料：黄芪60g，粳米100g，红糖少许。

制法：黄芪切成薄片，粳米淘洗干净。黄芪放入锅内，加清水适量，用中火煮沸后，去渣取药汁。粳米放入锅内，加入药汁，再清水适量，用武火烧开后，转用文火煮至米烂成粥。

功效：益气升阳，健脾补肺。

适应证：适用于老年浮肿、慢性肾炎、体质虚弱者。

动起来，肾小球肾炎的运动疗法

1. 因人而异

运动疗法多种多样，如散步、骑车、游泳、慢跑、太极拳、体操、武术等。患者要根据自己的体质选择适当的运动，并要在医生的指导下进行，尤其要注意运动与休息的关系，以免过劳而加重疾病。

2. 动静结合

慢性肾炎的运动疗法在临床实践及生活中主要以传统体育保健方法为主，其主要特点是动静结合，意气相依，内外兼修，身心并重。静则收心纳意，轻松自然，全神贯注，以培育正气，即在精神舒畅和情绪安宁的状态下进行锻炼。动则行气活血，疏经通络，强筋壮骨，以壮形体、调脏腑。动以养形，静以养神。动中有静，静中有动。"动中静"，即在运动时要保持精神宁静的状态，要全神贯注；"静中动"，就是要保持呼吸的自然和谐。

3. 量力而行

进行体育保健锻炼时，要量力而行、循序渐进、持之以恒。各种传统体育运动各有特点，人们可以根据自身情况（如年龄、体质、职业等）、实际需要和兴趣爱好而选择合适的方法，还可以根据不同的时间、地点、场合而选择适宜的项目。在运动量适当的情况下，所选项目不一定局限于某一种，可综合应用或交替穿插进行。在运动量和技术难度方面应逐渐加大，并要注意适可而止，切不可勉强和操之过急。

4. 专业指导

锻炼应在医生或教练的指导下进行，除做脉搏、呼吸、血压的监测外，也可参照"酸加、痛减、麻停"的原则。如运动后仅觉肌肉酸楚，做抬举活动时稍有胀重感，可继续维持原运动量或加大一些。如局部稍有疼痛，应减轻运动量或更换运动项目。如出现麻木感，应停止运动，并查清原因再做进一步处理。增强体质、治疗疾病，往往非一朝一夕之功，要想收效，必须有一个过程，所以要持之以恒。尤其是取得初步成效时，更要予以坚持，这样才能使效果得以巩固和进一步提高。

◉推荐，肾小球肾炎的中药外治法

1. 中药浸泡

益母草、板蓝根、白茅根、车前草、苦参、赤芍、丹参各50g。水煎后连药渣带药液倒入盆内，让患者双足浸入药液中浸泡，每次 20 ～ 30 分钟，每日 2 次。温度要适宜，不可过热，以免烫伤皮肤；亦不可过凉，以免引起感冒。其目的是清热解毒，活血化瘀，利水消肿，促进患者尽快康复。

2. 药袋外敷腰部肾区

取黄芪 100g，防风、白术、附子、细辛、肉桂、吴茱萸各 20g，儿茶 15g，生姜、狗脊各 30g。将上述药共研成粉末装入布袋中，紧缚腰部肾区，每周更换 1 次。用于急性肾炎恢复期，表现为少尿、水肿明显减轻或消失之后，仍有腰酸、怕冷、神疲乏力者。

3. 熏洗法

取桑枝 15g，桑叶 15g，茺蔚子 15g。将上药加入 2000mL 水，煎至 1500mL，去渣，先熏后浸双足 30 分钟，洗后上床休息。每日 1 次，10 天 1 个疗程。适用于慢性肾炎伴有高血压者。

🔴 按一按，肾小球肾炎的推拿法

1. 推拿穴位为足三里、气海、关元、肾俞、命门、涌泉等。在穴位上做轻缓运动，以患者感到微热及舒适为度，每日 1 ～ 2 次，7 日为 1 个疗程。

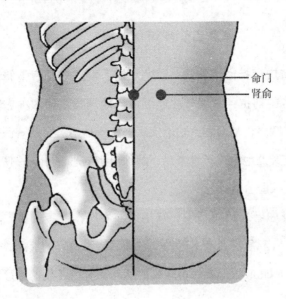

命门
肾俞

2. 取俯卧位，以捏法在膀胱经和督脉循行线上施行手法，每一手法由 3 遍增至 5 遍，多用轻缓的补法。也可做搓腰动作，用两掌根紧按腰部，用力上下搓擦，左右交替搓擦，动作要快而有劲，使局部发热。还可以在肾俞、大肠俞、腰俞、小肠俞、命门等穴用力按揉，以酸胀为度。仰卧位时，在腹部气海、关元等穴揉摩，以局部发热为度。

◉ 肾小球肾炎，针灸来帮忙

1. 取百会（针）、内关（针）、关元（灸）、气海（灸）、足三里（温针灸）、阴陵泉（针）、三阴交（针）、肾俞（针加灸）、肺俞（温针灸）、脾俞（温针灸）。针用泻法，每日 1 次，留针 40 分钟，20 次为 1 个疗程。适用于慢性肾炎脾肾阳虚证者。

2. 取大椎、三焦俞、合谷、肺俞、外关。按艾炷灸法常规施术，每日施灸 1 ~ 2 次，每次每穴灸 3 ~ 5 壮或 5 ~ 10 分钟，每次可灸 3 ~ 5 穴。适用于慢性肾炎风水相搏证者。

3. 取脾俞、三焦俞、阴陵泉、气海、膀胱俞、三阴交、足三里。采用隔姜灸或隔盐灸，每日施灸 1 ~ 2 次，每次每穴灸 3 ~ 5 壮，或用艾条灸，每次灸 5 ~ 10 分钟。适用于慢性肾炎水湿证者。

◉ 笑一笑，学会自己管理情绪

肾炎患者应保持心情愉快，避免烦恼、发怒等不良情绪，心神安适是人类健康长寿的前提条件之一。通过适当地调摄，使人神志安宁，心情愉快，保持身心健康，从而达到防治疾病、延年益寿的目的。医务人员应多和患者接触，设身处地地为患者着想，解除患者的思想顾虑，使其增强战胜疾病的信心，积极配合治疗。

急性肾炎患者生病后不要一味抱怨、愤怒，或者失望、沮丧，要树立战胜疾病的信心。急性肾炎本身是一种预后相对良好的疾病，急性期通常是可以治愈的，因此心理上要保持轻松的状态，坚持正规的治疗，避免盲目听信偏方，乱投医服药，延误病情。

由于慢性肾炎患病时间长，病情常反复，治疗又缺乏有效方法，患者一定要保持开朗乐观的情绪，并树立战胜疾病的决心和信心。很多患者入院后会感到紧张，特别是看到周围的重病患者和病友死亡，会产生恐惧心理。这种心理对康复极为不利，会削弱患者的主观能动性，使其机体免疫力降低。医护人员及其家属，应多安慰、多鼓励、多做细致的思想工作，使之振作精神，正确对待疾病。

第二节　尿路感染

【何为尿路感染】

尿路感染是指由于种种原因各种病原微生物在尿路中生长、繁殖而引起的尿路感染性疾病。根据感染发生的部位，尿路感染分为上尿路感染和下尿路感染。上尿路感染主要指肾盂肾炎，即肾实质和肾盂的感染性炎症，由于细菌入侵肾脏所致。肾盂肾炎临床上又分为急性肾盂肾炎和慢性肾盂肾炎。下尿路感染主要为尿道炎和膀胱炎，其感染性炎症仅局限于尿道和膀胱。

【尿路感染有哪些症状，您知道吗】

1.膀胱炎

尿频、尿急、尿痛，排尿不适，尿液常混浊、恶臭，也可出现肉眼血尿，多为排尿后尿道滴血。

2.急性肾盂肾炎

一般在发病数小时或一天后出现症状，全身感染症状明显，常有发热、寒战，伴有恶心、呕吐、腹泻、心率加快及肌肉酸痛等，急性期可出现血尿。

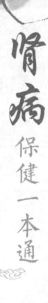
3. 慢性肾盂肾炎

此病患者可有腰部酸胀不适，间歇性尿频、排尿不适，可伴有乏力、低热、食欲减退及体重减轻。

4. 无症状性菌尿

患者不同日的 2 次以上清洁中段尿培养菌落均 ≥ 10^5cfu/mL，并且为同一菌种，但没有任何临床症状。

一、未病期

◎ 感染途径有哪些

1. 上行感染

此为尿路感染的主要途径。绝大多数尿路感染是由粪源性细菌上行感染引起，即细菌经尿道上行至膀胱、输尿管乃至肾盂引起感染。细菌进入膀胱后，可经输尿管上行引起肾盂肾炎，可能与各种原因引起膀胱输尿管反流有关；某些细菌的纤毛，可附着于尿路黏膜而上行至肾盂；致病菌抵达肾盂后，可沿着集合管上行播散，并在肾髓质生长，造成感染。

2. 血行感染

此种感染仅占尿路感染的 3% 以下，是由于细菌从体内的感染灶侵入血液，到达肾脏和其他尿路而引起。肾脏血流量占心搏量的 20% ~ 25%，因此血中细菌很容易到达肾脏，然而仅某些病原体具有致病性，主要是金黄色葡萄球菌、沙门菌属和铜绿假单胞菌，绝大多数发生于严重尿路梗阻、结构异常或机体免疫力极低的患者。

3. 淋巴管感染

右肾淋巴管与腹部、盆腔、升结肠的淋巴有沟通，这些部位有感染时，细菌可从淋巴管感染肾脏，但此种情况极为罕见。

4. 直接感染

细菌从邻近器官的病灶直接入侵肾脏导致的感染，此情况亦极少见。

◉ 哪些人易发尿路感染

尿路感染以育龄期妇女、老年男性前列腺肥大患者、存在解剖学缺陷的儿童、孕妇、糖尿病或者免疫抑制患者、长期放置导尿管（引流管）引流膀胱的患者，泌尿系统、腹部、盆腔肿瘤患者，尿道结石患者以及免疫力低下者多见。

◉ 尿路感染的易感因素有哪些

当各种病因使机体的防御功能受损时，细菌可进入尿路并生长繁殖，引起尿路感染；其导致尿路感染的易感因素主要有以下几个方面：

1. 尿路梗阻

这是最重要的易感因素，其尿路感染的发病率较正常人高 12 倍。尿路梗阻包括肾及输尿管结石、肿瘤、前列腺肥大、妊娠子宫压迫输尿管等均可引起尿液潴留，使细菌容易停留繁殖而产生感染。

2. 泌尿系结构或功能异常

泌尿系结构异常包括肾先天发育不良、多囊肾、移植肾、输尿管畸形、肾下垂、游走肾等；泌尿系功能异常膀胱输尿管反流、神经性膀胱的排尿功能失常等。

3. 导尿和其他泌尿系侵入性损伤

导尿、膀胱镜检查、泌尿系手术，不仅会把细菌带入尿路，而且常常引起尿路黏膜损伤，故易发生尿路感染。

4. 尿道内或尿道口周围炎症病灶

此类炎症病灶包括外阴炎、妇科炎症、男性包茎、细菌性前列腺炎、尿道异物等。

5. 机体免疫力下降

全身疾病如糖尿病、慢性肾脏病、严重肝病、长期卧床的慢性病、艾滋病患者，长期使用肾上腺皮质激素或免疫抑制剂等，容易发生尿路感染。

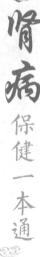

6. 妊娠

妊娠也是尿路感染的重要诱因，这是由于妊娠时：①黄体素分泌增加，致输尿管平滑肌松弛和蠕动减慢；②尿化学成分的改变有利于细菌的生长；③子宫压迫输尿管，导致尿液潴留。

◉ **尿路感染的预防很重要**

如果您是尿路感染易感人群，或者您存在尿路感染的易感因素，那么在此教您一些预防尿路感染的具体措施，做到未病先防，为您的健康保驾护航。

1. 多饮水、勤排尿（2~3小时排一次尿），是最实用、有效的预防方法。

2. 注意会阴部清洁，男性包茎者应及早手术治疗。

3. 尽量避免尿路器械的使用，必须应用时，严格无菌操作；如必须留置导尿管，前3天给予抗菌药物可延迟尿路感染的发生。

4. 消除各种诱因，如糖尿病、尿路畸形及梗阻等。

5. 与性生活有关的泌尿系感染，应于性交后立即排尿，并口服一次常用量抗菌药物。

6. 膀胱输尿管反流者，要养成2次排尿的习惯，即每次排尿后数分钟，再排尿一次。

7. 积极寻找并治疗周围的炎症病灶，如男性的前列腺炎，女性的妇科炎症等。

◉ **三个预防尿路感染的代茶饮方，您知道吗**

1. 蜂蜜水

蜂蜜可润滑肠道，减少大便秘结，从而减少对下尿路和前列腺的刺激。蜂蜜中还有许多营养成分，能提高机体免疫力而预防疾病。

2. 绿茶水

茶叶中含有咖啡因、茶单宁、蛋白质、维生素 A、维生素 B_1、维生素 B_2、维生素 C、维生素 E、维生素 K、氨基酸、糖以及钠、钾、铜、磷等矿物元素。补充水分还可以冲洗尿道，预防感染。

3. 葱花汤

午餐时喝一些葱花食醋汤可以补充水分。葱有发汗解表、散寒通阳、通毛窍的作用；葱花食醋汤还可以减少尿路感染，兼治轻微感冒。

◎ **养成劳逸结合的工作生活习惯，可有效防治尿路感染**

据研究发现，越来越多的男性由于长期吸烟、饮酒、疲劳、驾车久坐等不良生活习惯，很容易引发或加重尿路感染。因此，在春季尿路感染易发时节，男性更应注意烟酒适度、尽量少熬夜，避免久坐或长时间驾车，同时配合适当锻炼，增强身体抵抗力。

二、既病期

◎ **西医如何诊断尿路感染**

尿路感染的诊断，常不能单纯依靠临床症状和体征，而要依靠实验室检查，特别是细菌学检查。尿路感染的诊断应以真性细菌尿为依据，凡是有真性细菌尿者，都可诊断为尿路感染。根据国际细菌尿研究协会的建议，真性细菌尿的定义为，在排除假阳性的前提下，具有以下实验室检查结果：①膀胱穿刺尿定性培养有细菌生长；②清洁中段尿定量培养 > 10^5/mL，但如临床上无尿路感染症状，则要求 2 次清洁中段尿培养的细菌菌落均 > 10^5/mL。并且为同一菌种，才能确定为真性细菌尿。若女性尿急、尿频、尿痛严重，再加上尿白细胞增多，便可疑为尿路感染，如尿细菌定量培养 > 10^2/mL，致病菌为大肠埃希菌、克雷伯菌、变形杆菌、凝固酶阴性葡萄球菌等则可确诊为尿路感染。

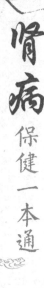

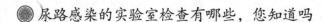

� 尿路感染的实验室检查有哪些，您知道吗

1. 尿常规检查

清洁中段尿离心镜检中白细胞≥5个/HPF提示尿路感染，若见白细胞管型，提示肾盂肾炎。肾乳头或膀胱炎可有明显血尿。尿路炎症严重者，可有短暂明显的蛋白尿。少部分患者有较明显的镜下血尿，极少数可有肉眼血尿。

2. 血常规

血白细胞升高，中性粒细胞核左移。

3. 清洁中段尿细菌培养或膀胱穿刺尿做细菌定性培养

诊断尿路感染的金指标是真性细菌尿。凡是有下述之一者均可诊断为真性细菌尿：①有尿路感染症状，1次清洁中段尿细菌培养≥10^8/L且排除假阳性的可能性即可诊断；②如果无尿路感染症状，2次中段尿培养菌落≥10^8/L且为同一菌种，也可诊断，其可靠性为98%；③膀胱穿刺尿定性培养有细菌生长。

4. 快速测定细菌尿

方法包括光度对比法、生物发光法等，能于2小时内测定尿内含菌量，与尿细菌定量培养比较，其敏感性约95%，特异性约99%。

5. 尿沉渣镜检细菌

清洁中段尿的没有染色的沉渣用高倍镜（较暗视野）找细菌，如平均每个视野≥20个细菌（包括动或不动的），即为有意义的细菌尿，其符合率可达约90%以上。此法可以迅速获得结果，并可按致病菌情况选用恰当的抗菌药物。

6. 浸试条法

此种方法是用亚硝酸盐试验加上白细胞酯酶测定，可作为尿路感染的筛选试验。

❀ 尿路感染者可能还须做以下辅助检查

1. 影像学检查

尿路感染急性期不宜做静脉肾盂造影检查（IVP），可做 B 超检查以排除梗阻、结石、残余尿等引起感染的诱因。IVP 可显示泌尿系统有无先天畸形（如重肾、多囊肾等）、肾盂积水及其程度，了解肾的大小，有无肾盂肾盏变形等慢性炎症和肾瘢痕证据。女性 IVP 的适应证为：①复发的尿路感染；②疑为复杂性尿路感染；③拟诊为肾盂肾炎；④感染持续存在，对治疗反应差。男性首次尿路感染亦应作 IVP。IVP 的目的是找寻是否有能用外科手术纠正的易感因素。

2. 核素检查

核素 ^{99}m 锝二巯基丁二酸肾静态显像可作为上尿路感染诊断的可靠指标，对发现肾盂肾炎的敏感性和特异性均在 90% 以上。当急性肾盂肾炎时肾的轮廓正常，由于肾实质的炎性细胞浸润，肾间质水肿、肾小管细胞坏死致二巯基丁二酸减少，造成病变部位同位素分布的稀疏区，当炎症消散后此种稀疏区可消失。在慢性肾盂肾炎、肾瘢痕形成时，病变部位的二巯基丁二酸摄入更少，并且肾外形可因瘢痕收缩而缩小，或见楔形缺损区。

❀ 尿路感染，西医怎么治

1. 一般治疗

多饮水，使尿量增加，促进细菌和炎性渗出物从尿液中排出；发热患者注意休息及水、电解质平衡；给予容易消化、高热量和富含维生素的食物。膀胱刺激征明显者应给予碳酸氢钠 1g，1 天 3 次，可以减少膀胱刺激征并抑制细菌生长繁殖。

2. 抗感染治疗

尿路感染抗生素选用原则：①选用对致病菌敏感的药物，在获得细菌学检查或药敏结果前，选用针对革兰阴性杆菌的抗生素；②抗生素在尿和肾脏内的浓度要高；③选用对肾脏损害和副作用较小的药物；④严重感染、混合感染和治疗无效时应联合用药。

（1）急性膀胱炎：一般采用单剂量或短程疗法的抗生素治疗。

①单剂量疗法：可选用磺胺甲噁唑（SMZ）2.0g，甲氧苄啶（TMP）0.4g，碳酸氢钠 1g，一次顿服。也可选用阿莫西林 3.0g 或氧氟沙星 0.4g，一次顿服。

②短程疗法：复方磺胺甲噁唑 2 片，每日 2 次；阿莫西林 0.5g，每日 4 次；或氧氟沙星 0.2g，每日 3 次，以上药选用 1 种，连用 3 天。目前较多使用 3 天疗法。

（2）急性肾盂肾炎：初发急性肾盂肾炎，全身中毒症状不明显，无尿培养和药敏结果前，可用复方磺胺甲噁唑 2 片，一天 2 次；或氧氟沙星 0.2g，一天 3 次；7～14 天为 1 疗程。严重感染有明显全身中毒症状者应静脉用药，可选用氨苄西林 2g，每 8 小时 1 次，也可选用头孢唑啉 0.5g，每 8 小时 1 次，或头孢噻肟 2～4g，每天 2 次，静脉注射或滴注。必要时联合用药。

（3）慢性肾盂肾炎：慢性肾盂肾炎存在易感因素，容易再发。因此，治疗的关键应寻找并及时有效去除易感因素。不同类型慢性肾盂的治疗方法不完全相同。

慢性肾盂肾炎急性发作期的治疗与急性肾盂肾炎相似，但治疗更为困难。慢性肾盂肾炎急性发作期抗生素治疗原则为：①常需两类药物联合使用；②疗程应适当延长，通常为 2～4 周，如无效，可将细菌敏感的抗生素分为 2～4 组，交替使用。

部分慢性肾盂肾炎虽然无临床症状，但菌尿可持续存在导致肾功能受损。可选用氧氟沙星 0.2g，1 天 3 次；呋喃妥因 0.1g，1 天 3 次；头孢氨苄 0.25g，1 天 3 次等，10～14 天为 1 疗程或再发可使用长期抑菌疗法。

本病与中医学的"热淋""劳淋"等相似，可归属于"淋证""腰痛""虚劳"等范畴。在中医学中本病的治疗以实则清利、虚则补益为基本原则。

1. 热淋证

临床表现：小便频数，灼热刺痛，短涩黄赤，少腹拘急胀痛或腰痛，发热，口苦，呕恶，大便秘结，舌质红，苔黄腻，脉滑数。

治法：清热利湿，利水通淋。

方药：八正散加减。车前子 30g，瞿麦 15g，萹蓄 15g，滑石 15g，栀子 15g，木通 15g，大黄 10g，炙甘草 10g。

加减：若发热重，热毒弥漫三焦者，可合用五味消毒饮或黄连解毒汤；口苦、呕恶者，加柴胡、黄芩；大便秘结、腹胀者，重用大黄，可加枳实或芒硝。

2. 石淋证

临床表现：小便涩痛，尿夹砂石，尿道窘迫疼痛，少腹拘急，腰腹绞痛难忍，牵涉外阴，舌质红，苔薄黄或黄腻，脉弦滑。

治法：清热利湿，排石通淋。

方药：石韦散加减。通草 15g，石韦 15g，王不留行 10g，滑石 30g，炙甘草 10g，当归 15g，白术 15g，瞿麦 15g，芍药 15g，冬葵子 15g。

加减：尿中带血者，加小蓟、生地黄；舌质紫有瘀滞者，加桃仁、红花。

3. 血淋证

临床表现：小便色红或夹血块，灼热刺痛，短涩频急，少腹拘急，舌质红，苔薄黄腻，脉滑数。

治法：清热利湿，凉血止血。

方药：小蓟饮子加减。生地黄 30g，小蓟 15g，滑石 15g，木通 10g，蒲黄 10g，藕节 10g，淡竹叶 10g，当归 10g，山栀子 10g，生甘草 10g。

加减：血尿重者，加仙鹤草、琥珀末；尿血日久，损伤脾肾，根据脾虚、肾虚情况选用归脾汤或知柏地黄丸加减。

4. 气淋证

临床表现：小便涩滞，淋沥不畅，少腹胀满疼痛，性急易怒，舌苔薄白，脉弦。

治法：疏肝理气，利尿通淋。

方药：沉香散加减。沉香 15g，石韦 15g，滑石 15g，当归 15g，瞿麦 15g，白术 15g，甘草 10g，冬葵子 20g，赤芍药 20g，王不留行 15g。

加减：少腹胀满连及两胁者，加川楝子、郁金。

5. 膏淋证

临床表现：小便混浊，色白如米泔，上有浮油，置之沉淀，或有絮状凝块，尿时阻涩不畅，小便热涩疼痛，舌质红，苔黄腻，脉濡数。

治法：清热利湿，分清泄浊。

方药：萆薢分清饮加减。萆薢 30g，白术 10g，黄柏 10g，石菖蒲 10g，莲子心 10g，丹参 30g，怀牛膝 10g，车前子 15g，茯苓 30g。

加减：膏淋日久不愈或反复发作，淋出如脂，形体消瘦，乏力，腰膝酸软，舌淡，脉沉细，可根据脾肾、阴阳偏衰，选用补中益气汤、金匮肾气丸、左归丸（饮）、右归丸（饮）等。

6. 劳淋证

临床表现：小便涩痛不甚，滴沥不尽，时作时止，遇劳加重，神疲乏力，腰膝酸软，舌质淡，苔薄白，脉细弱。

治法：健脾益肾，利尿通淋。

方药：无比山药丸加减。山药 30g，肉苁蓉 15g，五味子 10g，菟丝子 10g，杜仲 10g，牛膝 10g，泽泻 10g，熟地黄 10g，山茱萸 10g，茯苓 10g，巴戟天 10g，赤石脂 10g。

加减：小腹坠胀，少气懒言，属中气下陷者，可用补中益气汤加减；

五心烦热，盗汗，舌红少苔，属阴虚火旺者，可用知柏地黄丸加减；腰膝酸痛，畏寒肢冷，精神萎靡，面色㿠白，脉沉弱，属阳虚者，加附子、肉桂、鹿角霜。

◉ 尿路感染患者家中的常备药物

1. 阿莫西林，用于呼吸道感染，尿路感染。每次 0.25 ~ 0.5g，每日 3 次，饭后服，对青霉素过敏者忌用。

2. 八正合剂，每次 20mL，口服，每日 3 次。适用于膀胱湿热证。

3. 清开灵口服液，每次 1 支，口服，每日 3 次。适用于膀胱湿热证。

4. 三金胶囊，每次 3 粒，每日 3 次。适用于尿频、尿急、尿赤而混，小腹坠胀，腰痛，或伴往来寒热者。

5. 尿感宁冲剂，每次 1 袋，每日 3 次。适用于急性尿路感染。

6. 知柏地黄丸，每次 6g，每日 3 次。适用于尿频、尿急、尿痛反复发作，伴有腰酸乏力者。

◉ 教您几款简便的茶饮方有效治疗尿路感染

1. 茅根、车前草各 100g，加水煎服，放糖少许，以汤代茶。以上为 1 日量。

2. 玉米根、玉米芯各 100g，水煎去渣加适量白糖，代茶饮用。以上为 1 日量。

3. 薏苡仁茎、叶、根适量（鲜草约 250g，干草减半），加水煎煮去渣，以汤代茶饮用。以上为 1 日量。

4. 生荠菜 250g，水煎代茶频饮，每日 1 剂。

5. 绿豆芽 500g，白糖适量。将绿豆芽洗净，捣烂，用纱布压挤取汁，加白糖代茶饮服。

6. 人参 3.5g，人参切薄片，放入保温杯中，沸水冲泡，盖焖 30 分钟，代茶频饮。

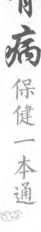

◉ 教您几款简单又有效的食疗粥治疗尿路感染

粥具有软糯适口且有护胃养气的功效，当您吃药胃部不适时，不妨试试以下几款好粥吧。

1. 玉米粥

用料：玉米适量，盐或糖适量。

制法：用玉米洗净煮粥。

用法：每日早餐温热服食。

功效：清热利尿。适用于尿道炎、小便淋痛。

2. 葵菜粥

用料：葵菜 150g，葱白 50g，粳米 150g，盐适量。

制法：将葵菜、葱白煎煮约 20 分钟，去渣取汁，以药汁与粳米煮粥。或葵菜洗净去筋，择嫩叶、茎，切成长段，葱洗净切成花，以粳米煮粥，熟时加入葵菜，继续煮至粥黏稠为度，放入葱花、盐，拌匀即可。

用法：每日早晚温热食。

功效：清热利尿，益心滑肠，通乳明目。适用于各种淋病、小便涩少、尿路感染及肺热咳嗽，老年久病便秘、黄疸、小儿热毒下痢、妇女带下、痈疮等症。

注意事项：孕妇慎用，脾虚泄泻者忌服。

3. 银花蒲公英粥

用料：蒲公英 60g，金银花 30g，粳米 50～100g。

制法：先煎蒲公英、金银花，去渣取汁，再入粳米煮成稀粥。

用法：每日 2～3 次，稍温服食，3～5 日为 1 个疗程。

功效：清热解毒。适用于尿路感染、急性乳腺炎、扁桃体炎、胆囊炎、疔疮热毒及眼结膜炎等。

4. 车前茅根粥（经验方）

用料：鲜车前草、鲜茅根各 30g，粳米 100g。

制法：将茅根、车前草洗净，煎汁去渣，再加入粳米煮成粥。

用法：每日2次，温热食。

功效：清热利尿。适用于急性尿道炎、膀胱炎所致的小便短赤、热涩疼痛。

注意事项：遗精、遗尿的患者不宜用。

5. 蒲公英车前叶粥

用料：蒲公英、新鲜车前叶各30～60g，粳米50～100g。

制法：将蒲公英、车前叶洗净切碎，同煎取汁去渣，然后放入粳米煮成稀粥。

用法：每日1～2次服食，5～7日为1个疗程。

功效：清热利尿，解毒。适用于小便不通、淋沥涩痛、尿血、水肿、肠炎泄痢、黄疸、目赤目痛、咳嗽痰多。

注意事项：遗精、遗尿的患者不宜食用。

6. 滑石粥

用料：滑石20～30g，瞿麦10g，粳米50～100g。

制法：先将滑石用布包扎，然后与瞿麦同入砂锅内煎汁，去渣，入粳米煮为稀薄粥。

用法：每日2次，3～5日为1个疗程。

功效：清热消炎，通利小便。适用于急慢性膀胱炎引起的小便不畅、尿频尿急、淋沥热痛。

注意事项：滑石粥有通利破血的能力，孕妇禁用。

7. 绿豆粥

用料：绿豆50g，粳米50g，白糖适量。

制法：将绿豆和粳米分别淘洗干净，锅内加适量水，先把绿豆下锅煮15分钟，再加入粳米继续熬煮至烂，食用时加入白糖即可，此为1日量。

用法：分早晚两次服完。天热时可置于冰箱当冷饮频食，当日喝完。

功效：对尿路感染引起的尿频、尿痛、尿急有一定的预防和治疗作用。

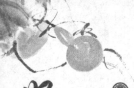

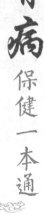

● **名医验方，让您信手拈来治疗尿路感染**

1. 冬瓜绿豆汤

方药：新鲜冬瓜 500g，绿豆 50g，白糖适量。

用法：煮汤饮服。

功效：既能清热利尿，又能防暑降温，是防治泌尿系感染的最佳饮料。

2. 玉米须车前饮

方药：玉米须 50g，车前子 15g，生甘草 9g。

用法：车前子用纱布包好，与玉米须、生甘草一起放置于砂锅内，加适量清水煎半小时即可，此为一日剂量，分 3 次服用。

功效：对急慢性尿道炎、膀胱炎及湿热引起的小便不利等症有良好的疗效。

宜忌：须注意，孕妇忌服。

3. 银花公英车前草煎

方药：金银花、蒲公英、车前草各 3g。

用法：煮水喝，每天 2 次。

功效：清热，利尿，通淋。治疗尿路感染有良效。

4. 葡萄藕汁

方药：鲜葡萄 250g，鲜嫩藕（最好白花藕）500g。

用法：捣烂取汁，空腹饮用，每次 100mL，每日 2 ~ 3 次，连服 1 周。

功效：对治疗泌尿系感染效果良好。

5. 马齿苋水煎

方药：马齿苋干品 120 ~ 150g，鲜品 300g，红糖 90g。

用法：若鲜品则洗净切碎和红糖一起，煎煮半小时后，去渣取汁约 400mL，趁热服下，服完药睡觉，盖被出汗。干品则加水浸泡 2 小时后再服。每日 3 次，每次 1 剂。

功效：食疗可用于治疗泌尿系统感染。

宜忌：糖尿病患者不宜服。

◉ 针刺推拿法对尿路感染有奇效

1. 针刺疗法

取肾俞、膀胱俞、三阴交、关元，用毫针强刺激，每日 2 次，每次留针 20 ～ 30 分钟，7 天 1 个疗程。

2. 推拿法

用一指禅推关元、气海、中极；揉摩小腹。以上手法交替操作，共 20 分钟，按揉三阴交 1 分钟；按揉八髎 2 分钟，至热为度。

◉ 辨证取方，几个熏洗方助尿路感染患者早日康复

1. 热淋

临床表现：小便频急不爽，量少，色黄混浊，尿路灼热刺痛，小腹坠胀，或有、恶寒发热，口苦，便秘。舌质红，苔黄腻，脉滑数。

辨证要点：以小便频急不爽，尿路灼热刺痛，舌质红，苔黄腻为辨证要点。

治法：清热通淋。

熏洗方一

药物组成：瓦松 100g。

治疗方法：将瓦松上砂锅煮，取药液 1500mL 倒出，熏洗小腹及阴部约 2 小时，每日 1 次。

来源:《实用中医外治法》。

熏洗方二

药物组成：黄柏 10g，苦参 10g，土牛膝 10g，土茯苓 10g，蛇床子 10g，枯矾 6g。

治疗方法：上药加冷水 2500mL 浸泡 5 分钟后加热，煎 30 分钟，再将药液倒入盆内，先熏会阴部，然后坐浴，每次 15 分钟，每日 2 剂，熏洗 2

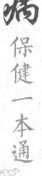

次，其中 1 次在睡前进行。

来源:《中国熏洗疗法大全》。

熏洗方三

药物组成：马齿苋、车前草、白茅根各 100g。

治疗方法：将上药用纱布包裹，放入热水浴池半小时后，患者进入热水浴池洗浴 20 分钟，每日 1 次。

来源:《中国熏洗疗法大全》。

2. 石淋

临床表现：小腹及茎中胀急刺痛，排尿常因砂石而中断，变换体位常能畅通。尿色多无变化，如因感染或者砂石刺伤络脉，则尿色黄或尿中带血。舌苔白或黄腻，脉弦数。

辨证要点：以小腹及茎中胀急刺痛，排尿常中断，变换体位常能畅通为辨证要点。

治法：排石通淋。

熏洗方一

药物组成：地榆 250g。

治疗方法：上药加水 500mL 浸泡 30 分钟，上锅煎煮 30 分钟，趁热熏洗腰腹部，每日 1 次。

来源:《理瀹骈文》。

熏洗方二

药物组成：地椒适量。

治疗方法：水煎煮，洗浴腰腹。再以菝葜 60g，为末，每次饮服 6g，须臾即通。

来源:《圣济总录》。

3. 血淋

小便频急，热涩刺痛，尿中带血，夹有血丝血块，小腹微有胀痛。舌红少苔，或苔黄腻，脉细数。

辨证要点：本证以小便频急，热涩刺痛，尿中带血，夹有血丝血块为辨证要点。

治法：止血通淋。

熏洗方一

药物组成：麻黄根、血余炭、车前子、地骨皮各等量。

治疗方法：上药煎汤，取药液 2000mL，熏洗腰腹部。

来源：《理瀹骈文》。

熏洗方二

药物组成：生蒲黄 30g，益母草 30g，小蓟 60g，怀牛膝 15g，车前子 10g，血余炭 3g。

治疗方法：上药加水煮 20 ～ 30 分钟，用纱布蘸药液擦洗小腹。

来源：《实用中医外治法》。

熏洗方三

药物组成：金银花 30g，黄柏 30g，血余炭 12g，车前子 30g，地骨皮 30g。

治疗方法：水煎汤，熏洗腰腹部；或用鲜茜草根 200g，水煎汤，先熏后洗前阴及小腹部。每日熏洗 2 次。

来源：《中国民间传统疗法》。

熏洗方四

药物组成：小蓟 60g，益母草 30g，牛膝 15g，车前子 10g，血余炭（头发炭）少许。

治疗方法：煎汤取汁，以布蘸汤淋洗小腹。

来源：《理瀹骈文》。

4. 膏淋

小便混浊如米泔，上有浮油，沉淀有絮状物，或夹凝块，或混有血色、血丝、血块，排尿不畅，口干。苔白微腻，脉象濡数。

辨证要点：本证以小便混浊如有浮油，沉淀有絮状物为辨证要点。

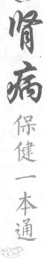

治法：清热利湿，分清泌浊。

熏洗方一

药物组成：黄柏 30g，萆薢 30g，车前子 15g，石菖蒲 15g，白术 15g，茯苓 30g，莲子心 10g，丹参 10g，灯心草 6g。

治疗方法：上药水煎，淋洗外阴及小腹，每日 2 次，每次 30 分钟。

来源：经验方。

熏洗方二

药物组成：白豆蔻 30g，砂仁 30g，胡椒 30g，花椒（川椒）30g，好烧酒适量。

治疗方法：将前 4 味药共为末，装入小布袋内，将好烧酒熬极滚热，冲入布袋内，即刻套上龟头熏之，每日 1 次（注意不要烫伤局部皮肤，其热度以患者能够耐受为度，初期热淋勿用）。

来源：《理瀹骈文》。

熏洗方三

药物组成：淡竹叶适量。

治疗方法：熬水贮缸内，患者坐泡至脐，渐加添热汤频洗浴。

来源：《万病验方》。

第三节　肾病综合征

【什么是肾病综合征】

肾病综合征（简称肾综）是指由多种病因引起的，以肾小球基膜通透性增加伴肾小球滤过率降低等肾小球病变为主的一组综合征。肾综不是一独立性疾病，而是肾小球疾病中的一组症候群。

【您可知"三高一低"症状是肾病综合征的临床特点】

"三高"症状是指大量蛋白尿、高度水肿、高脂血症；"一低"症状是指低蛋白血症。由于低蛋白血症、高脂血症和水肿都是由于大量蛋白尿所致，因此，认为肾病综合征的诊断标准应以大量蛋白尿为主。

一、未病期

◉ 哪些人易患肾病综合征

老年人；高血压、糖尿病、痛风、肥胖或代谢综合征患者；长期或反复使用各种药物的患者；有肾病家族史的人；一侧肾切除术或先天性独肾的人；怀孕女性；自身免疫性疾病患者；病毒性肝炎患者。

◉ 积极治疗原发病是预防肾病综合征的关键

积极治疗原发病，防止其发展为肾病综合征，是本病最有效的预防措施。因此，对原发病必须早期明确诊断，早期彻底治疗。对难以根治的疾病如糖尿病、肿瘤等，要尽可能地控制病情和阻止病情的发展，尽量避免诱发和加重因素，如感染、过敏及肾毒性药物。注意休息，根据自己的身体情况，做一些力所能及的工作，不要过度疲劳，更不要勉强从事一些力不从心的工作。

◉ 科学饮食是预防肾病综合征的有效方法

在饮食上要注意营养物质的补充，如果条件允许应多食富含优质蛋白质的食物，如瘦肉、家禽、鱼、奶、大豆、蛋白等。由于40岁前后血浆脂质有所增加，对脂肪的利用缓慢，容易导致高脂血症，故应少食含胆固醇高的脑花、蛋黄、肝脏、肾脏、鱼卵等食物。同时可多吃维生素E含量较高的食品，如植物油、谷类、蔬菜、水果、瘦肉、奶类等，可改善脂质的代谢，促进蛋白质的合成，对预防肾病综合征的发生、延缓衰老、健康长寿都是有益的。平时尽量吃淡一些，适当饮水，这样对有效地预防本病均有一定意义。另外，还可加强食疗，经常吃玉米粥（糖尿病者少吃）、绿豆粥、荠

第三章 常见肾病防治

菜粥、红小豆粥、豆芽粥、胡萝卜粥、芹菜粥、冬瓜粥、山楂粥等，可利尿消肿，降低血脂，滋补气血，提高机体抗病防病的能力。也可配合药膳调理，如黄芪粥能补气生血，提高机体的免疫功能；山药粥能补气健脾，化湿利尿；枸杞粥能补肝益肾；荷叶粥能清热消脂降压。

二、既病期

◉ 西医如何来诊断肾病综合征

1. 大量蛋白尿（＞3.5g/d）。

2. 低蛋白血症（血浆白蛋白≤30g/L）。

3. 明显水肿。

4. 高脂血症。

其中1、2两项为诊断所必需。同时必须首先除外继发性病因和遗传性疾病才能诊断为原发性肾病综合征，最好进行肾活检做出病理诊断，另外还要判定有无并发症。

◉ 肾病综合征患者需要做哪些辅助检查

1. 常规检查

（1）尿蛋白多在＋＋＋以上，可有镜下血尿，可见透明管型、颗粒管型、卵圆脂肪小体。

（2）血沉增快，血小板黏附性与聚集率、血浆纤维蛋白原、尿纤维蛋白降解产物增高。

（3）血浆白蛋白降低，甘油三酯、胆固醇、低密度脂蛋白、极低密度脂蛋白升高，高密度脂蛋白多正常。α_1球蛋白正常或下降，α_2球蛋白、β球蛋白增高，γ球蛋白与IgG降低，IgM、IgE升高。

（4）BUN与Cr多正常。

（5）血补体多正常。

2. 其他检查

（1）循环免疫复合物可为阳性。

（2）X 线胸片可见胸腔积液，B 超可检出腹水。

（3）彩色多普勒超声检查或数字减影血管造影可检出深部血栓形成。

（4）肾活检病理检查可明确病理类型，指导治疗。

◎一图让肾病综合征的诊断流程一目了然

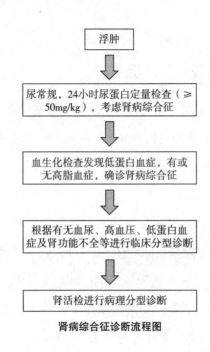

肾病综合征诊断流程图

◎您需要了解一下肾病综合征的治疗原则

1. 一般治疗

患者应以卧床休息为主，病情缓解后可适当起床活动。饮食应予优质蛋白（富含必需脂肪酸的动物蛋白），保证每日每千克体重 126 ~ 147 千焦的充分热量；多食富含多不饱和脂肪酸（如植物油、鱼油）及富含可溶性膳食纤维（如燕麦、米糠及豆类）的饮食；水肿时应低盐（每日 < 3g）饮食。

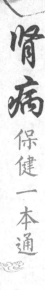

2. 对症治疗

对症治疗以利尿消肿、减少蛋白尿为主要目的。利尿治疗的原则是不宜过快过猛，常用氢氯噻嗪、氨苯蝶啶、螺内酯、呋塞米等。血管紧张素转换酶抑制剂、血管紧张素 Ⅱ 受体阻滞剂、长效二氢吡啶类钙阻滞剂均可通过有效控制血压而不同程度地减少尿蛋白。

免疫调节治疗首选糖皮质激素，如泼尼松，长期应用须加强监测，防止并及时处理不良反应。其次尚可选用细胞毒药物、环孢素等。

◉ 肾病综合征，西医是怎么治的

1. 糖皮质激素疗法

（1）短程疗法：适用于单纯性肾病。常用泼尼松每日每千克体重 2mg，最大量每日 60mg，分次服用，共 4 周。4 周后改为每千克体重 1.5mg，隔日晨起顿服，共 4 周，全疗程 8 周，然后骤然停药。此法易复发，国内少用。

（2）中、长程疗法：适用于单纯性或肾炎性肾病。泼尼松每日每千克体重 1.5 ~ 2mg，最大量每日 60mg，分次服用，共 4 周，然后改为隔日晨服，共 4 周。以后每 2 ~ 4 周减量 2.5 ~ 5mg，至停药。总疗程为 6 ~ 8 个月，此为中程疗法。长程疗法用药至尿蛋白转阴后 2 周，再改为隔日疗法，减量方法同中程疗法，总疗程 9 ~ 12 个月。

2. 免疫抑制药的应用

主要用于肾病频繁复发，激素依赖，耐药或出现严重不良反应者，在小剂量激素隔日应用的同时应用。制剂有环磷酰胺，每日每千克体重 2 ~ 2.5mg，分 3 次口服，疗程 8 ~ 12 周，总量不超过每千克体重 200mg；还可使用苯丁酸氮芥、环孢素 A 等。应密切观察用药不良反应。

3. 其他疗法

其他包括抗感染、利尿、消肿、降压等对症支持治疗，免疫调节剂，抗凝及纤溶药物治疗等。

✿一图让肾病综合征的治疗流程一目了然

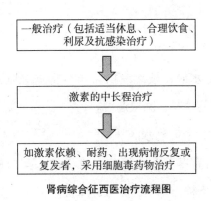

一般治疗（包括适当休息、合理饮食、利尿及抗感染治疗）

↓

激素的中长程治疗

↓

如激素依赖、耐药、出现病情反复或复发者，采用细胞毒药物治疗

肾病综合征西医治疗流程图

✿肾病综合征，中医治疗有妙招

1. 风水相搏证

临床表现：起始眼睑浮肿，继则四肢、全身亦肿，皮肤光亮，按之凹陷易恢复，伴发热、咽痛、咳嗽、小便不利等症；舌苔薄白，脉浮。

治法：疏风解表，宣肺利水。

方药：越婢加术汤加减。麻黄、石膏、甘草、大枣、白术、生姜、茯苓、泽泻。

2. 湿毒浸淫证

临床表现：眼睑浮肿，延及全身，身发痈疡，恶风发热，小便不利，苔薄黄，脉浮数或滑数。

治法：宣肺解毒，利湿消肿。

方药：麻黄连翘赤小豆汤合五味消毒饮加减。麻黄、杏仁、生梓白皮、连翘、赤小豆、金银花、野菊花、蒲公英、紫花地丁、紫背天葵、甘草、生姜、大枣。

3. 脾虚湿困

临床表现：浮肿，按之凹陷，不易恢复，腹胀纳少，面色萎黄，神疲乏力，尿少色清，便溏，舌质淡、苔白腻或白滑，脉沉缓或滑。

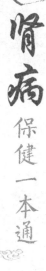

治法：温运脾阳，利水消肿。

方药：实脾饮加减。厚朴、白术、木瓜、木香、草果、大腹皮、附子、白茯苓、甘草、干姜。

4. 水湿浸渍证

临床表现：全身水肿，按之没指，伴有胸闷腹胀、身重困倦，纳呆，泛恶，小便短少；舌苔白腻，脉象濡缓。

治法：健脾化湿，通阳利水。

方药：五皮饮合胃苓汤。大腹皮、生姜皮、桑白皮、茯苓皮、陈皮、甘草、苍术、白术、肉桂、泽泻、猪苓、厚朴。

5. 湿热内蕴证

临床表现：浮肿明显，肌肤绷急，腹大胀满，胸闷烦热，口苦口干，大便干结，小便短赤；舌红苔黄腻，脉沉数或濡数。

治法：清热利湿，利水消肿。

方药：疏凿饮子加减。商陆、茯苓、椒目、木通、泽泻、赤小豆、大腹皮、槟榔、羌活、生姜皮。

6. 肾阳衰微证

临床表现：面浮身肿，按之凹陷不起，心悸，气促，腰部冷痛酸重，小便量少或增多，形寒神疲，面色灰滞；舌质淡胖，苔白，脉沉细或沉迟无力。

治法：温肾助阳，化气行水。

方药：附子、五味子、山茱萸、山药、白术、牡丹皮、鹿茸、熟地黄、肉桂、白茯苓、泽泻、白芍、生姜。

7. 肾阴亏虚证

临床表现：水肿反复发作，精神疲惫，腰酸遗精，口咽干燥，五心烦热；舌红，脉细弱。

治法：滋补肝肾，兼利水湿。

方药：左归丸加减。熟地黄、山药、山茱萸、菟丝子、枸杞子、川牛膝、鹿角胶、龟甲胶、泽泻、茯苓、冬葵子。

◉ 中成药治疗肾病综合征简便易行有奇功

1. 牛黄解毒片，每次 3 片，每日 3 次，口服。用于肾病综合征湿热浸淫型。

2. 济生肾气丸，每次 2 丸，每日 2 次，口服。用于肾病综合征肾阳亏虚型。

3. 肾炎消肿片，每次 5 片，每日 3 次，口服。用于肾病综合征湿邪内盛、中阳受阻者。凡属虚证者慎用。

4. 百令胶囊，每次 1g，每日 3 次，口服。补肺肾，益精气，用于肾病综合征肺肾两虚，腰背酸痛。凡阴虚火旺、血分有热、胃火炽盛、肺有痰热、外感热病者禁用。

5. 黄芪注射液，静脉滴注，一次 10 ~ 20mL，每日 1 次。益气消肿，用于肾病综合征气虚水肿者。

6. 六味地黄丸，每次 3g，每日 2 ~ 3 次，口服。用于肝肾阴虚证。

7. 雷公藤多苷片：每日每千克体重 1mg，分 2 ~ 3 次口服，3 个月为 1 个疗程。

◉ 名医验方助肾病综合征患者早日康复

1.《证治准绳》保真汤加减

药物组成：太子参 9g，白术 9g，茯苓 9g，山药 9g，泽泻 30g，芡实 9g，莲须 3g，薏苡仁 30g，石韦 15g，大蓟根 30g。

功效主治：补益脾肾，通利水湿。用于肾病综合征脾肾两虚、湿浊潴留型。

2. 滋肾汤

药物组成：生地黄、牡丹皮、川芎、赤芍、女贞子、墨旱莲、苍术、黄柏、何首乌、金樱子、芡实、益母草、白茅根。

功效主治：滋阴，清热，利水。用于难治性肾病综合征阴虚挟湿热者。

3. 于家菊教授配合激素治疗肾病综合征系列方

（1）药物组成

1号方：活血化瘀。桃红四物汤加炙鳖甲、王不留行等。

2号方：益气固本。人参、白术、黄精、紫河车等。

3号方：滋阴养血。生熟地黄、黄精、阿胶、冬虫夏草等。

4号方：健脾补肾。党参、白术、茯苓、补骨脂、淫羊藿、鹿角霜（或鹿茸）等。

5号方：清利湿热。苍术、茯苓、薏苡仁、半夏、黄连、滑石、通草等。

6号方：清热解毒。生地黄、牡丹皮、黄芩、蒲公英、白花蛇舌草、半边莲。

（2）用法

①激素冲击治疗前先清理感染、水肿，治疗消化道症状等，用6号方或4号方加减。

②激素加免疫抑制剂治疗期间，主要用2号方与1号方加减，部分患者用4号方与1号方加减。

③治疗期间针对激素的副作用，取3号方或5号方合1号方加减。

④并发感染时取6号方加减。

◉ 教您两个治疗肾病综合征的穴位贴敷法

1. 田螺盐贴敷

将活田螺与盐捣烂炒热，放置于9厘米×9厘米塑料薄膜上，敷脐下气海穴，外用绷带包扎，每日换1次，直至腹水消退为止。须注意防止灼伤皮肤。

2. 肾敷灵贴敷

将黄芪、白术、淫羊藿、附子、川芎、三棱加工后，调为药膏，外敷肾俞、神阙、三阴交等穴位，隔日1次，1个月为1个疗程，治疗难治性肾病综合征。

◉ 肾病综合征患者，可试试针灸推拿法

1. 针灸

取肾俞、脾俞、太溪、足三里、三阴交、气海、水分穴。针刺均用补法，艾灸各3壮，隔日1次，7次为1个疗程。

2. 耳针

取耳穴脾、肾、皮质下、肾上腺、膀胱、腹。每次取双侧2～3个穴，用中等刺激，留针30分钟，或埋皮内针24小时，隔日1次，10次为1个疗程。

3. 推拿疗法

（1）脾虚湿困者，平肝经2分钟，补肾经2分钟，揉二人上马2分钟，揉三阴交穴2分钟，清天河水2分钟，揉丹田1分钟。

（2）脾肾阳虚者，补肾3分钟，揉二人上马2分钟，揉丹田2分钟，揉神阙2分钟，推三关2分钟。

（3）肝肾阴虚者，平肝2分钟，补肾2分钟，揉二马2分钟，揉三阴交2分钟，清天河水2分钟，揉丹田1分钟。

◉ 脐疗法治疗肾病综合征有神功

1. 田螺1个，甘遂5g，雄黄3g。三味药混合捣融，制成小圆饼，厚薄大小如一元硬币。再取麝香0.1g，研为极细末，放入神阙穴内，然后用药饼盖在上面，覆以纱布，用胶布固定，1日1换。根据小便通利及水肿消失情况停药。一般2～3次见效。可用于一切水肿。

2. 蝼蛄5个，捣烂，纱布包裹，敷神阙穴，胶布固定，2天换药1次，用于一切水肿，小便不利。

3. 白芥子30g，丁香10g，肉桂10g，胡椒12～30g。上药烘干，共研细末。用时取药粉适量，用醋调成膏，纱布包裹敷于脐上，胶布固定，1

日 1 次，连敷数日。用于全身水肿属水湿壅盛者。

4. 桂枝、干姜、党参、白术、硫黄、白芍、白矾各等量，研细末备用。每次取药粉 0.5 ~ 1g，纳脐中，胶布贴固，1 周更换 1 次。用于脾肾阳虚型水肿。

5. 生大蒜 1 片，大活田螺 1 个，鲜车前草 1 棵。将田螺去壳，用蒜瓣和鲜车前草共捣烂成膏状，取适量敷入脐孔中，外加纱布覆盖，胶布固定。待小便增多、水肿消失时，即可去掉药膏。

◎ 肾病综合征患者不可不知的食物宜忌

1. 宜吃食物

绿豆、薏苡仁、燕麦、玉米面、红小豆、鲫鱼、黑鱼、鸡肉、鸭肉、冬瓜、荠菜、山药、莴笋、茄子、生菜、桑椹等。

2. 忌吃食物

甜面酱、腐乳、酱菜、腊肉、大蒜、味精、酱油、酒类、芥末、辣椒等。

◎ 五款可口药粥治疗肾病综合征有奇效

1. 芡实白果糯米粥

材料：芡实 30g，糯米 30g，白果 10 个。

做法：将全部用料放入锅内，加清水适量，武火煮沸后，文火煮成粥。

用法：随量食用。

功效：固肾补脾祛湿。适用于肾虚湿盛、尿中蛋白久不消除者。

2. 薏苡仁粥

材料：薏苡仁 60g，粳米 70g。

做法：将以上材料放入锅内，加清水适量，武火煮沸后，文火煮成粥，加白糖调成甜粥。

用法：早晚当饭服，可长期服至病愈。

功效：健脾利水，主治肾病综合征脾阳不振者。

3. 猪血燕麦粥

材料：燕麦 150g，猪血 100g，米酒少许。

做法：猪血洗净，切成小块，燕麦洗净；将燕麦、猪血块放入锅中煮 1 小时；待粥成后，加入米酒调味即可。

功效：燕麦具有补益脾肾、润肠止汗的作用；猪血是一种食疗价值很高的食品，酌量食用可起到防病治病的功效。肾病综合征患者食用本品可起到增强免疫力的作用。

4. 加味黄芪粥

材料：生黄芪 30g，陈皮 3g，生薏苡仁 20g，赤小豆 15g，鸡内金 9g，糯米 30g。

做法：先煎煮生黄芪、陈皮后去渣取汁，再以苡仁、赤小豆、鸡内金粉及糯米同煮成粥。

用法：每日 1 剂。

功效：健脾利水，扶助正气。

5. 车前子粥

材料：车前子 15g，粳米 100g。

做法：洗净车前子，装入纱布袋内，清水煎煮后，取出药袋。将药汁、粳米加水煮粥。

用法：每日 2 次，早晚食用。

功效：利水消肿。

◉四菜三汤为肾病综合征患者的康复助一臂之力

1. 花生焖猪尾

材料：花生米 60g，猪尾 1 条。

做法：将花生洗净，猪尾刮净毛，洗净斩小段。将全部用料放入锅内，加清水适量，武火煮沸后，文火焖至花生熟，调味即可。

用法：随量食用或佐餐。

功效：健脾和胃，益肾利水。

2. 砂仁甘草蒸鲫鱼

材料：砂仁 6g，甘草 3g，鲫鱼 1 条（150～180g）。

做法：将砂仁去壳、甘草洗净，一齐捣烂；鲫鱼去鳞、肠脏，洗净。把砂仁、甘草放进鱼肚，缝合，放碟中，隔水蒸熟，不加油盐调味。

用法：随量食用或佐餐。

功效及主治：健脾暖胃，利水退肿。主治肾病综合征水肿较重、小便不利，胸、腹水突出者，尤适用于脾虚胃弱患者。食用本品时，忌盐、酱 20 天，并连食数条为宜。

3. 老鸭莴笋枸杞煲

材料：莴笋 250g，老鸭 150g，枸杞子 10g，盐少许，葱丝、姜丝各 2g。

做法：莴笋去皮，清洗干净，切块；老鸭洗干净，斩块，氽水；枸杞子清洗干净，备用。煲锅上火倒入水，调入盐、葱、姜，下入莴笋、老鸭、枸杞子煲至熟即可。

功效：鸭肉具有滋五脏之阴、清虚劳之热、补血行水、养胃生津、利尿消肿等功效，对肾病体虚和水肿症状的人有很好的疗效；枸杞子具有滋补肝肾的作用。有浮肿和疲劳症状的肾病综合征患者可以多吃本品。

4. 银鱼煎蛋

材料：银鱼 150g，鸡蛋 4 个，盐 3g，陈醋少许。

做法：银鱼用清水漂洗干净，沥干水分备用。取碗将鸡蛋打散，放入备好的银鱼，调入盐，用筷子搅拌均匀。锅置火上，放入少许油烧至五成热，倒入银鱼鸡蛋液煎至两面金黄，烹入陈醋即可。

功效：银鱼富含有丰富的蛋白质、脂肪和糖类等营养成分，善补脾胃且有利水之效，适合伴水肿的肾病患者食用；鸡蛋富含蛋白质、脂肪、维生素和铁等人体所需的矿物质元素，有助于补血益气，增强免疫力。本品适合肾病综合征患者经常食用。

5. 五爪龙鲈鱼汤

材料：鲈鱼400g，五爪龙100g，盐适量，葱丝、姜丝、香菜段2g。

做法：鲈鱼处理干净，备用；五爪龙清洗干净，切碎。炒锅上火倒油烧热，煸香葱丝、姜丝，下入鲈鱼、五爪龙煸炒2分钟，倒入水，煲至汤呈白色时，加入盐调味，撒入香菜即可。

功效：鲈鱼肉质细嫩，味美清香，营养和药用价值都很高，并且富含蛋白质、脂肪，还含有灰分、维生素、烟酸和钙、磷、铁等多种营养成分，具有补肝肾、益脾胃、化痰止咳的作用。此汤对于头晕目眩、体形消瘦和水肿的肾病综合征患者有很好的食疗作用。

6. 山药绿豆汤

材料：新鲜紫山药140g，绿豆100g，砂糖10g。

做法：绿豆泡水至膨胀，沥干水分后放入锅中，加入清水，以大火煮沸，再转小火续煮40分钟至绿豆完全软烂，加入砂糖搅拌至溶化后熄火；山药去皮洗净，切小丁；另外准备一锅滚水，放入山药丁煮熟后捞起，与绿豆汤混合即可食用。

功效：山药中含有大量淀粉及蛋白质等营养成分，具有固肾、益精等多种功效，并且对肾虚遗精、消渴多饮及小便频数等症都有一定的疗补作用；绿豆有养肾益脾、利尿下气的功效。本品对肾病综合征病情有一定的缓解作用，患者可以适量多吃。

7. 鲫鱼冬瓜汤

材料：鲫鱼300g，冬瓜150g，植物油、盐、葱段、姜片、香菜段、料酒各适量。

做法：鲫鱼去鳞，除鳃和内脏，洗净，切段，控水；冬瓜去皮除子，洗净，切成薄片；锅置火上，放植物油烧热，先下葱段、姜片，待爆出香味时，放入鲫鱼；待鱼皮煎黄后，加料酒、盐，至酒香溢出时，加冷水3大碗煮沸。锅盛入砂锅内，加冬瓜片，小火慢煨约1小时，至鱼汤呈奶白色、鱼肉熟烂，放上香菜段即可。

功效：利水化湿。

◉ 不容小觑的肾病综合征四大并发症

1. 感染

与蛋白质营养不良、免疫功能紊乱及应用糖皮质激素治疗有关。常见感染部位顺序为呼吸道、泌尿道、皮肤。感染是肾病综合征的常见并发症，是导致肾病综合征复发和疗效不佳的主要原因之一，甚至导致患者死亡，应予以高度重视。

2. 血栓、栓塞

由于血液浓缩（有效血容量减少）及高脂血症造成血液黏稠度增加；此外，因某些蛋白质丢失及肝代偿性合成蛋白增加，引起机体凝血、抗凝和纤溶系统失衡。另外，由于肾病综合征时血小板功能亢进、应用利尿剂和糖皮质激素等均可能加重高凝。因此，肾病综合征时容易发生血栓、栓塞并发症，其中以肾静脉血栓最为常见。血栓、栓塞并发症是直接影响肾病综合征治疗效果和预后的重要原因。

3. 急性肾衰

肾病综合征患者可因有效血容量不足而致肾血流量下降，诱发肾前性氮质血症。其可能是因肾间质高度水肿压迫肾小管以及大量蛋白管型阻塞肾小管所致。

4. 蛋白质及脂肪代谢紊乱

长期低蛋白血症可导致营养不良、小儿生长发育迟缓；免疫球蛋白减少造成机体免疫力低下，易致感染；金属结合蛋白丢失可使微量元素（铁、铜、锌等）缺乏；内分泌素结合蛋白不足可诱发内分泌紊乱（如低T，综合征等）；药物结合蛋白减少可能影响某些药物的药代动力学（使血浆游离药物浓度增加、排泄加速），影响药物疗效。

◉ 并发症危害大，提前防治很重要

肾病综合征的并发症是影响患者长期预后的重要因素，应积极防治。

（1）感染：出现感染时，应及时选用对致病菌敏感、强效且无肾毒性的抗生素积极治疗，有明确感染灶者应尽快去除。严重感染难控制时应考虑减少或停用激素，但需视患者具体情况决定。

（2）血栓及栓塞：当血浆白蛋白低于20g/L时，提示存在高凝状态，即应开始预防性抗凝治疗，可给予肝素钠皮下注射（或低分子肝素），也可服用华法林。抗凝同时可辅以抗血小板药，如双嘧达莫、阿司匹林。对已发生血栓、栓塞者应尽早。6小时内效果最佳，但3天内仍可望有效。给予尿激酶全身或局部溶栓，同时配合抗凝治疗，抗凝药一般应持续应用半年以上。抗凝及溶栓治疗时均应避免药物过量导致出血。

（3）急性肾衰：肾病综合征并发急性肾衰如处理不当可危及生命，若及时给予正确处理，大多数患者可望恢复。可采取以下措施：①祥利尿剂，对袢利透析尿剂仍有效者应予以较大剂量，以冲刷阻塞的肾小管管型；②血液透析，利尿无效，并已达到指征者，应给血液透析以维持生命，并在补充血浆制品后适当脱水，以减轻肾间质水肿；③原发病治疗；④碱化尿液，可口服碳酸氢化钠碱化尿液，以减少管型形成。

（4）蛋白质及脂肪代谢紊乱：调整饮食，给予富含多聚不饱和脂肪酸和可溶性纤维的饮食。治疗蛋白质及脂肪代谢紊乱的药物主要有：ACEI或ARB可减少尿蛋白；中药黄芪（30～60g/d，煎服）可促进肝脏白蛋白合成，并可能兼有减轻高脂血症的作用；降脂药物多推荐他汀类，如洛伐他汀、辛伐他汀等。肾病综合征缓解后高脂血症可自然缓解，则无须再继续药物治疗。

第三章 常见肾病防治

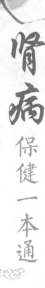

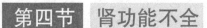

第四节 肾功能不全

【何谓肾功能不全】

肾脏是人体重要的生命器官，具有多种生理功能：①排泄功能，通过尿液生成，排除体内代谢产物、药物和毒物；②调节功能，调节体内水、电解质和酸碱平衡以及维持血压；③内分泌功能，分泌多种生物活性物质，如肾素、促红细胞生成素和前列腺素等，并灭活甲状旁腺激素和胃泌素等。

肾功能不全是一组以身体在排泄代谢废物和调节水电解质、酸碱平衡等方面出现紊乱为主要病理表现的临床综合征。如果肾小球的工作压力过大，超出了肾小球的承受能力，例如循环血量的持续增加，或者各种原因引起的肾小球结构发生破坏，或者由于其他疾病最终累及肾小球，而导致肾小球功能的下降，甚至丧失，就是医学定义上的肾功能不全，也就是人们常说的"肾衰"。肾功能不全根据其起病时间长短可以分为急性和慢性肾功能不全两种。

一、未病期

◉ 肾功能不全危害大，预防很重要

注意避免脱水，勤补充水分。及时排尿，不要憋尿。适度做些运动，例如散步，血液循环会好起来。预防糖尿病、高血压，一旦发现患病，及时治疗。市场上销售的强效解热镇痛剂有副作用，可能会使肾脏恶化。用时，首先要和主治医生商量。注意每天的尿量、次数、颜色，确认尿量有无减少。

◉ 低强度有氧运动有效防治肾功能不全

循序渐进的低强度有氧运动，一方面可调节情绪、改善心情，另一方

面可增强体质、提高抗病能力，或延缓疾病的发展速度，或终止肾功能的继续损毁，可有效预防肾功能不全。现介绍几项有氧运动供您选择。

1. 步行

步行不仅是人的基本生活活动，也是锻炼身体、提高体能的最佳途径。虽然是简单的步行运动，但形式也是多样化的。步行的形式不同，效果也不一样。

（1）户外轻松快步走：每天在自己方便的时候，选择一环境优美的户外平地，结合呼吸新鲜空气，心情愉快、全身轻松地慢步行走，目的在于使精神和躯体充分放松。其运动度以主观感觉轻松或仅有轻度疲劳为适宜，也可以计算净增心率 ≤ 20 次 / 分钟，作为控制强度的指标。经一段时间后，可使运动者体力明显提高。

（2）医疗步行：是一种在平地或有不同坡度地段上严格按个人身体情况、体能要求步行的体疗运动。患者可于清晨、傍晚及其他方便之时选择户外，根据病情、按医生要求定量进行，时间一般 15 ～ 30 分钟；年老体弱者也可适时在户内实施；有条件者也可以每天在活动平板上进行。目的在于增强体质，控制和缓解病情及其发展。

（3）健身步行：这种步行有一定的步幅、速度、距离甚至行走姿态的要求，简便易行，养生健体效果显著。尤其适合于年轻、体能较好、病情稳定、临床症状控制理想的患者。

2. 太极拳

太极拳是一种全身运动，动作柔和、缓慢、稳定，活动幅度较大，练习时大多身心放松，思绪宁静，心情舒畅，因而对全身各系统器官都有良好的协调作用，有利于病情的控制和身体康复。患者可每天练习20 ～ 30 分钟。长此以往，持之以恒。

3. 综合练习

综合练习简便易行，可分别于卧位、坐位及站立位进行，可分段练习，亦可综合练习，运动强度易于控制。适合于年龄较大、体质较弱、既往无运动基础的患者。有助于提高体力、加强体质、增强抗病力和免疫力。

（1）仰卧位练习具体方法：两手指缓慢屈伸，重复 5 ～ 15 次，两脚缓慢交替屈伸，重复 10 ～ 15 次，两手掌放在胸腹部，深而慢地呼吸，重复 3 ～ 5 次。两臂往肩颈部缓慢交替屈伸，重复 4 ～ 6 次。两腿交替屈伸，脚跟沿床铺缓缓滑动，重复 3 ～ 5 次。两臂伸直放在体侧，掌心向上，挺胸，深而慢地呼吸，重复 3 ～ 5 次。两腿分开，上体缓慢向左（右）半转，同时两臂斜上举，每侧重复 2 ～ 4 次。肌肉放松，仰卧休息 1 分钟。

（2）坐位练习具体方法：坐下，向后靠在椅背上。手和腿以中等速度模仿做踏步动作，持续 30 ～ 60 秒。两臂下垂，缓慢交替前平举，每臂重复 3 ～ 5 次。两手叉腰，两脚跟慢慢提起，重复 6 ～ 10 次，两手抱头，两臂缓慢上举，后缓慢放下，重复 2 ～ 5 次。两手叉腰，两腿平稳地交替上举，还原，重复 5 ～ 8 次。两手放松地放在大腿上，上体缓慢向左（右）转，同时左（右）臂侧平举，掌心向上，眼看手掌，还原，每侧重复 3 ～ 5 次。两臂侧后伸，掌心向上，缓慢吸气，两臂放下，缓慢呼气，重复 3 ～ 5 次。向后靠着椅背，肌肉充分放松，坐位休息一两分钟。

◉ 这些中药对肾功能有影响，您的选择须慎重

中药品种繁多，成分复杂，有些中药含有生物毒素，用之不慎将对人体造成伤害。虽然目前对许多中药引起的不良反应机制尚不清楚，但知道哪些药物能引起肾损害以及主要临床表现和病理改变，对于预防和发现药物所致的机体损害十分重要。

1. 植物类

（1）含生物碱类：近年来发现，不但雷公藤、草乌、益母草、蓖麻子、麻黄、北豆根等均可导致急性肾衰，而且含上述中药的一些制剂也可引起肾损害甚至急性肾衰。如含雷公藤类中成药有雷公藤片、雷公藤总苷、昆明山海棠片等，剂量稍大时即可出现血尿、蛋白尿、管型尿、腰痛和肾脏叩击痛，一般在服药数日后可出现少尿型急性肾衰。临床应用要严格控制用药剂

量，对已有肾功能不全者慎用或避免使用此类药物。

（2）含其他成分类：马兜铃、天仙藤、寻骨风等均含马兜铃酸，中毒可致肾小管坏死，出现面部浮肿，渐至全身水肿、尿频尿急，甚至出现急、慢性肾衰及尿毒症而死亡。含蛋白类（巴豆）、含挥发油类（土荆芥）、含皂苷类（土牛膝）、含蒽醌苷类（芦荟）和含其他苷类（苍耳子）等也可导致急性肾衰。患者需遵从医嘱慎服，肾功能不全者应避免使用该类药物。

2. 动物类

（1）斑蝥：其肾毒性极强，主要含有斑蝥酸酐，超量内服或外用，或制药不慎均可引起中毒。因毒性强，发病迅速，故若治疗不及时会致肾功能不能完全恢复，甚至死亡。

（2）鱼胆：胆毒鱼类的鱼胆含有胆汁毒素，可降低肝、肾、脑等脏器中细胞色素氧化酶活性，抑制细胞的氧化磷酸化，造成肝、肾、脑的细胞广泛中毒坏死。又因急性肝功能衰竭，胆毒素取代了去甲肾上腺素，以致小血管扩张，有效血容量下降，肾血灌流量不足，引起少尿或无尿，从而促使肾功能衰竭。

（3）海马：别名水马、马头鱼，性温，入肾经，有温肾壮阳、活血散瘀作用。提取物含雄激素，可治疗肾阳不足。煎服偶可引起皮肤紫斑、蛋白尿及肾功能减退。

（4）其他：蜈蚣、蜂毒等也具肾毒性，应用时要严格限制剂量。引起急性肾衰的含动物类中成药有牛黄解毒片、安宫牛黄丸、蚂蚁丸、蛔虫散。对此类药物中毒，如发现早，治疗及时，绝大多数患者可完全恢复。

3. 矿物类

（1）含砷类：砒石、砒霜、雄黄、红矾，以及中成药牛黄解毒片、安宫牛黄丸、牛黄清心丸、六神丸、砒枣散等，均含砷元素，服用后可产生一系列中毒症状，临床表现有剧烈恶心、呕吐、腹痛、腹泻等消化系统症状和转氨酶升高、黄疸、血尿、蛋白尿等肝肾功能损害。

（2）含汞类：朱砂、升汞、轻粉、红粉，以及中成药安宫牛黄丸、牛黄清心丸、朱砂安神丸、天王补心丹、安神补脑丸、苏合香丸、人参再造丸、大活络丹等，均含汞元素。过量服用可产生各种中毒症状。

◉ 远离肾功能不全的病因，还您健康肾功能

1. 急性肾功能不全多由肾外因素引起，应着重从预防发生着手，在休克、大出血等可能诱发本病的情况下，及早诊治，常可使患者避免肾脏发生实质性损害。引起急性肾衰的原因主要有：

（1）肾前性：以休克和严重脱水引起者较多，如感染、腹泻、呕吐、肺炎和败血症等。

（2）肾性：主要见于急、慢性肾炎和肾病综合征，严重的泌尿系畸形等疾患，或由药物引起肾脏中毒，如磺胺药、水杨酸类药、汞剂、对肾有损害的抗生素，或由蛇毒、生鱼胆、覃毒引起。肾血管病如肾动脉栓塞和色素物质（如异型输血及挤压综合征所致的血红蛋白和肌红蛋白引起肾小管的阻塞）亦可引起肾损害。

（3）肾后性：最常见的原因为结石、肿瘤和前列腺肥大所致的膀胱和肾脏尿流受阻。

2. 引起慢性肾功能不全的常见的病因为慢性肾炎，占总发病率的50% ~ 60%。此外肾病综合征、慢性肾盂肾炎、肾小球硬化症、肾硬化症、系统性红斑性狼疮、肾结核等也是较常见的病因。结石、肿瘤、前列腺肥大等亦可引起慢肾衰，但较少见。

二、既病期

◉ 关于肾功能不全的临床分期，您了解吗

肾功能不全分为急性肾功能不全和慢性肾功能不全。其预后严重，是威胁生命的主要病症之一。根据肾小球损害和工作能力下降的程度，肾功能不全可分为以下四期：

一期，肾功能储备代偿期。因为肾储备代偿能力很大，因此临床上肾功能虽有所减退，但其排泄代谢产物及调节水、电解质平衡能力仍可满足正常需要，临床上并不出现症状，肾功能化验也在正常范围或偶有稍高现象。

二期，肾功能不全期。肾小球已有较多损害（60%～75%），肾排泄代谢废物时已有一定障碍，肌酐、尿素氮可偏高或超出正常值。患者可以出现贫血、疲乏无力、体重减轻、精神不易集中等临床表现，但常被忽视。若有失水、感染、出血等情形，则很快出现明显症状。

三期，肾功能衰竭期。肾功能损害已相当严重（75%～95%），不能维持身体的内环境稳定，患者易疲劳、乏力、注意力不能集中等症状加剧，贫血明显，夜尿增多，血肌酐、尿素氮上升明显，并常有酸中毒。此期又称氮质血症期。

四期，尿毒症期或肾功能不全终末期。此期肾小球损害已超过95%，有严重临床症状，如剧烈恶心、呕吐、少尿、水肿、恶性高血压、重度贫血、皮肤瘙痒、口有尿臊味等。

◎ 让您了解肾功能不全的西医诊断要点

1. 具有肾功能不全的病因。

2. 尿毒症的临床表现，出现氮质血症和酸中毒。

3. 实验室检查：①尿比重低而固定，常在1.008～1.012之间；②血中非蛋白氮、尿素、肌酐增高，二氧化碳结合力降低（正常值为55%～75%容积）。

◎ 肾功能不全的临床症状

1. 急性肾功能不全临床分为三期

（1）少尿或无尿期：可历时7～14天。主要表现为少尿（尿量每日少于400mL或每小时少于17mL，甚至每日少于50mL，即无尿）、氮质滞留（表现为恶心呕吐、疲乏、精神淡漠、嗜睡、昏迷等）、代谢性酸中毒（表现为软弱、嗜睡，甚至昏迷，血压下降、呼吸深大）、电解质紊乱（如高钾血症临床表现为烦躁、神志恍惚、反应迟钝、手足感觉异常、肌肉酸痛和软弱无力，严重者可有面色苍白、四肢发冷、深腱反射减退或消失，心跳缓慢、心律不齐甚至出现心脏停搏）和高血压及心力衰竭。

（2）多尿期：本期历时 2 ~ 3 周，度过少尿期后，出现排尿每日超过400mL，即多尿期开始。尿量可逐日增加至 2500 ~ 3000mL 以上，所以水及大量电解质的排出是多尿期的主要特点，可发生失水、失钠或失钾的临床症状。

（3）恢复期：自病程的第 2 ~ 3 个月开始，进入到恢复期，此时血尿素氮迅速下降、水和电解质紊乱得到纠正，尿量减少到正常。由于营养失调严重，患者仍有软弱无力、面色苍白、消瘦等表现，经过 3 ~ 6 个月才能恢复到病前体质。

2. 慢性肾功能不全的临床表现

（1）水与电解质、酸碱平衡紊乱所产生症状：代偿性利尿，加以食欲不振、恶心呕吐、腹泻等而失水。

（2）肾脏调节机能失常所产生的症状：贫血、高血压（80% 慢肾衰患者有高血压）、肾性骨营养不良。

（3）由于氮质代谢产物潴留所产生的症状：胃肠道症状（食欲不振、口腔炎、恶心呕吐、尿素样口臭、水样腹泻，甚至呕血或黑便）、出血倾向（鼻衄、月经过多、皮肤紫癜等）、心包炎和心包填塞、精神神经症状（乏力、记忆力差、烦躁、精神异常、嗜睡、抽搐、昏迷等）。

◎ 带您了解一下肾功能不全的西医治疗方案

1. 纠正水与电解质平衡失调。

2. 纠正酸中毒。

3. 减少氮代谢产物潴留。

4. 透析疗法。常用的有结肠透析、腹膜透析和血液间歇透析法。按病情需要使用。

5. 对症处理。①高血压可用利血平、优降宁、肼苯达嗪及甲基多巴等。有高血压脑病和心衰应及时作相应的处理。②贫血和出血者可少量多次输血。③恶心呕吐者可用灭吐灵10mg肌注或口服，每日2～8次，或用氯丙嗪25mg肌注。④合并感染者选用对肾脏无损害的抗生素。

6. 肾移植，将异体肾移植给慢性肾衰患者，近年来已有很大的进展。

◉慢性肾功能不全的中医辨证论治

1. 脾肾气（阳）虚证

临床表现：面色无华，少气乏力，腹胀纳差，大便稀溏，口黏，口淡不渴，或渴不欲饮，或饮亦不多，腰膝酸软，夜尿频多。舌淡胖有齿痕，脉象沉弱。

治法：补脾益肾。

方药：参苓白术散合右归丸加减。药用党参、白术、茯苓、山药、甘草、薏苡仁、熟地黄、山茱萸、枸杞子、杜仲、当归、菟丝子。

2. 肝肾阴虚证

临床表现：口苦口干，喜饮但饮不多且喜热饮，目睛干涩，大便干结，腰膝酸痛，头痛眩晕，耳鸣，手足心热，烦躁，失眠多梦。舌淡红形瘦，少苔或苔薄黄，脉细弦。

治法：滋养肝肾。

方药：知柏地黄汤加减。药用知母、黄柏、熟地黄、山药、茯苓、泽泻、山茱萸、牡丹皮、鳖甲、玄参。

3. 瘀阻肾络证

临床表现：面色苍黄或晦暗，倦怠乏力，喜暖恶寒，腰部刺痛，肢体浮肿，肌肤甲错。舌质淡紫或有瘀斑，脉沉细涩或结代。

治法：活血化瘀，利水消肿。

方药：血府逐瘀汤合五苓散加减。药用桃仁、红花、当归、生地黄、川芎、赤芍、牛膝、桔梗、柴胡、枳壳、茯苓、猪苓、桂枝、泽泻。

◉ 您知道肾功能不全者用药的基本原则及注意事项吗

1. 明确疾病诊断和治疗目标

在治疗时，首先应明确疾病诊断，对疾病的病理生理过程及现状做出准确的分析，合理选择药物，既要针对适应证，又要排除禁忌证；接着应明确治疗需要达到的目标，是治标或治本，还是标本同治。治疗一段时间后，观察目标是否达到，以确定用药是否合理，是否需要调整，避免盲目用药。

2. 忌用有肾毒性的药物

肾脏是药物排泄的主要途径，肾功能不全者用药更应谨慎，对可能致肾损害的药物应尽量不用；凡必须用者，应尽量采用肾损害较小的药物来替代，可短期或交替使用，切不可滥用。

3. 注意药物相互作用，避免产生新的肾损害

凡同时服用多种药物者，要注意药物间的相互作用，警惕药物间的代谢产物形成新的肾损害。

4. 坚持少而精的用药原则

肾功能不全患者，往往出现多种并发症或合并其他疾病，可出现各种各样的临床症状和表现，治疗时应祛邪扶正并举，这在肾衰治疗中尤其重要。治疗中一定要对患者的疾病状态做一个全面的分析，选用少数几种切实有效的药物进行治疗。

5. 定期检查，及时调整治疗方案

对待肾功能不全者应始终负责，在治疗中必须严密观察病程发展、肾功能变化及药物不良反应的出现，及时调整剂量或更换治疗药物。

◉ 肾功能不全患者不可不知的饮食原则

肾功能不全的患者在饮食上要多加注意，要适当地忌口，其具体需要遵循以下几个原则：

1. 保证热能充足

因为肾功能不全者常有胃肠道的一些症状，进食较少，而且营养摄入不充分，热量供应不足，所以要保证热能的供应充足。热能来源可由糖类和适量的脂肪提供，以淀粉类食物为宜，如藕粉、荸荠、粉丝、粉皮、凉粉、马铃薯、芋、南瓜等。

2. 限制蛋白质的摄入量

蛋白质的摄入对肾功能不全的患者来说是相当矛盾的。其具体的需要量要根据患者肾功能的实际情况而定，而且要以优质蛋白，如鸡蛋、肉类、鱼类等为宜。

3. 低磷高钙饮食

肾功能不全者往往会出现血磷升高、血钙偏低的情况，所以要限制高磷食物的摄入，如南瓜子、葵花籽、杏仁、扇贝等。

4. 适量地摄入水和钠盐

肾功能不全的患者提倡低盐饮食，每天食盐不超过 2g。

5. 限制钾的摄入

肾功能不全的患者后期可出现钾的潴留，而钾过多会引起心搏骤停，所以患者要避免食用一些含钾丰富的食物，如蘑菇、豆类、木耳、海带、干果等。

6. 补充维生素

因为肾功能不全的患者常会合并有贫血，而又由于饮食的种种限制，容易导致造血原料的缺乏。而维生素就是造血原料中不可或缺的，如叶酸、B 族维生素、维生素 D 等，患者可以服用一些维生素制剂。

7. 饮食宜清淡、易消化

避免食用含纤维素丰富的食物，如玉米、荞麦、白笋、木耳等。

◉ 肾功能不全者为什么要低蛋白饮食

肾功能不全时，蛋白质代谢产物排泄障碍，会导致血尿素积聚。为了减少血尿素的生成，降低肾脏负担，建议肾功能不全者采用低蛋白饮食治疗。

高蛋白饮食可引起肾小球高灌注、高滤过、高压力，更加重肾小球血管的硬化，减少滤过面积，促进肾功能恶化。在低蛋白饮食的前提下，患者应该选择一些富含优质蛋白质的食物，如鱼类、禽类来源的蛋白质。米、面等一些富含糖类的食物中也含有一定量的蛋白质，所以在计算摄入的蛋白质总量时也要充分考虑到，避免蛋白质摄入过量。

◎ 几款简单食谱，望您吃出肾健康

1. 桑椹蜂蜜汤

材料：鲜桑椹 150g，蜂蜜适量。

做法：将桑椹用清水洗净，然后入锅加水少许煎汁，先用大火煮沸，再转以小火煮至汤汁浓稠，加蜂蜜拌匀即可。

功效：本品能滋阴养血，补肝益肾。适用于肾功能不全患者。

2. 莲子猪肉汤

材料：莲子 30g，腐竹 100g，猪瘦肉 80g，龙须菜 50g，盐少许。

做法：将龙须菜、腐竹用水浸泡好，然后切成丝；莲子洗净；瘦肉洗净，切片，入沸水锅汆去血水后捞出。将以上食材一同入锅加水煮汤，至食材熟烂，加盐调味即可。

功效：本品能清热利水、补肾健脾。适用于肾功能不全患者。

3. 薏苡仁鸡汤

材料：乌鸡 1 只，薏苡仁 50g，盐少许。

做法：将乌鸡收拾干净，薏苡仁用清水泡发好后洗净。将薏苡仁塞入鸡肚中，入锅加水适量炖汤，先用大火煮开后，再转以小火煮至肉熟烂，加盐调味即可。

功效：本品能益气养血，利湿健脾。适用于肾功能不全者，症见贫血、水肿等。

4. 小米山药粥

材料：小米 50g，干山药 15g。

做法：将小米用清水淘洗净，山药研成末。将小米入锅，加水适量，用大火煮开后加入山药末拌匀，转小火续煮至粥成即可。

功效：本品能健脾益肾。适用于肾功能不全患者。

5. 枸杞蒸燕窝

材料：枸杞子 15g，燕窝 20g，冰糖适量。

做法：将燕窝用清水泡胀，去除杂质；枸杞子洗净。然后将燕窝、枸杞子、冰糖放入碗中，加水适量隔水蒸熟即可。

功效：本品能补中益气，养阴益肾。适用于肾功能不全患者。

◎ 运用针灸疗法对症治疗肾功能不全有奇效

恶心呕吐：针内关、中脘。

头昏头痛：针太阳、风池、合谷、列缺、印堂。

抽搐：针曲池、后溪、足三里、行间。

昏迷：针人中、涌泉、刺十宣出血。

无尿或少尿：针肾俞、膀胱俞、中极、三阴交、阴陵泉等。

其他对症治疗，如有高血压者，应采取降压措施；有出血者，应该止血。

◎ 结肠透析疗法助您排除体内毒物

清洁灌肠后，将肛管插入 30cm 以上，灌入透析液 200 ~ 300mL，保留 20 ~ 30 分钟，然后排出。反复 2 ~ 3 次，每次所用透析液量相同。

透析液配方：葡萄糖 20g，氯化钠 6g，碳酸氢钠 3g，葡萄糖酸钠 0.1g，加水 1000mL。如水肿严重，可在透析液中加入山梨醇 50mL，减少氯化钠，以使通过透析吸出水分。如有低钾、低钠、低氯，可增加透析液中相应的电解质量。本疗法可将毒物排出体外。

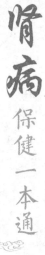

◉ 中药粉脐敷疗法辨证用药对肾功能不全患者有疗效

中药粉脐敷对早、中期慢性肾功能不全患者有一定的治疗作用，能降低患者血肌酐及尿素氮，延缓肾衰进程。

具体选药及操作如下：将大黄、酒黄柏、制附子、肉桂、冰片按3：2：2：1：0.5比例调配后，碾成米粒状，治疗时取药粉15g调黄酒敷脐部，外贴麝香祛风湿膏，脾肾亏虚、湿浊瘀阻型加水蛭1g，红花2g，两天敷药1次。其中，制附子、肉桂温肾健脾，大黄通腑泄浊、活血化瘀，水蛭、红花活血行瘀，酒黄柏清热燥湿解毒，肉桂、冰片、生姜及麝香祛风湿膏能通经脉，而且有促进其他药物透皮吸收的作用。

第五节　肾结石

【教您认识肾结石】

肾结石为泌尿系统的常见病、多发病，其中男性发病多于女性，多发生于青壮年，左右侧的发病率无明显差异。40%～75%的肾结石患者有不同程度的腰痛。结石较大，移动度很小，表现为腰部酸胀不适，或在身体活动增加时有隐痛或钝痛。较小结石引发的绞痛，常骤然发生腰腹部刀割样剧烈疼痛，呈阵发性。

肾结石属中医"石淋""砂淋""血淋"范畴。饮食劳倦、湿热侵袭而至肾虚、膀胱湿热、气化失司为主要病机。正气亏虚，脾肾功能失调，痰浊内蕴，复感风、寒、湿、热之邪，或饮酒伤食、疲劳过度、七情内伤、手术等，湿浊内停，郁久化热，湿热煎熬，可成石淋。

肾结石的患者大多没有症状，除非肾结石从肾脏掉落到输尿管造成输尿管的尿液阻塞。常见的症状有腰腹部绞痛、恶心、呕吐、烦躁不安、腹胀、血尿等。如果合并尿路感染，也可能出现畏寒发热等现象。急性肾绞痛常使患者疼痛难忍。

【肾结石的分类】

1. 草酸钙结石

尿液呈酸性，特点为质硬，不易碎，粗糙，不规则，呈棕褐色。

2. 磷酸钙结石

尿液呈碱性，特点为易碎，粗糙，不规则，呈灰白色、黄色或棕色，往往因尿路感染和梗阻而引起。

3. 尿酸盐结石

尿液呈酸性，特点为质硬，光滑，颗粒状，呈黄色或棕红色，尿酸代谢异常。

4. 磷酸铵镁结石

此种结石形成属肾脏感染，特点为光滑，面体或椎体，大多与饮食有关。

5. 胱氨酸结石

此为罕见的家族遗传性疾病，特点为质硬，光滑，蜡样，呈淡黄色至黄棕色。

一、未病期

 哪类人群更容易患肾结石

1. 喝水少的人

日常生活中，喝水太少是罹患肾结石的主要诱因。在生命活动过程中，人体时时会产生这样或那样的废物，这些废物必须不断地从体内排出，人体废物的主要排泄器官由肾脏、输尿管、膀胱、尿道组成。肾脏除了担任"排污"任务外，还负责有益物质的重吸收工作。肾脏每时每刻都有大量的血液流过，由肾小球负责"过滤"污物和杂质，"合格"的血液则重新流回体内去。正常人每天流经肾脏过滤的液体有180000mL左右，可排出的尿液大约为 1000 ~ 2000mL。如果不及时补充水分的话，那么，身体内的有害物质就会沉淀在肾里，从而导致肾结石。

2. 肥胖的人

一份研究报告并没有解释男性和女性患肾结石危险的不同，但该研究报告称，正常情况下，美国约有 10% 的男性和 5% 的女性一生中患过肾结石。研究还发现，与腰围最小的女性相比，腰围最大的女性患肾结石的危险要比前者高 70%，而对男性来说，腰围最大者比最小者患肾结石的危险高 48%。这是由于脂肪组织可能会降低机体对胰岛素的反应能力，因此就会引起促成肾结石生长的尿酸环境发生改变。

3. 爱喝咖啡和冰啤酒的人

一项最新的研究结果表明，易患肾结石的人应限制咖啡因摄入量，否则很有可能患上肾结石，当研究人员让有肾结石病史的一些人摄入剂量相当于两杯咖啡中所含的咖啡因之后发现，在他们的尿液中钙的含量明显增加。这是因为钙是构成结石的重要成分，摄入过量咖啡因，尿液中钙的含量增加，他们患肾结石的风险也随之增加了。夏天很多人喜欢饮用冰镇啤酒来消暑，啤酒含嘌呤高，可分解成为尿酸，也是造成泌尿系结石的一个重要原因。

4. 不当食用蔬菜水果

多吃蔬菜水果有益健康，这是一般人的观念。然而，很多蔬菜水果中含大量的草酸盐成分，例如草莓、菠菜、甜菜、麦麸、竹笋、洋葱、茭白等，长期大量食用易患草酸钙类肾结石。

5. 吃太多肉

人类每天每千克体重的蛋白质摄取量为 0.8g，蛋白质食物摄入过多会使人体内产生很多尿酸，是肾结石中的尿酸石的主要成分。

6. 吃太多盐

盐，就是让肾负担加重的重要元凶。我们饮食中的盐分 95% 是由肾脏代谢掉的，摄入得太多，肾脏的负担就被迫加重了。所以肾结石患者应少食盐。

◉ 肾结石的早期征兆，您了解吗

1. 疼痛

疼痛是肾结石患者最常见的症状，具体来说，有钝痛和绞痛两种。一般位于腰部、腹部，多数情况呈阵发性，也可能发生持续性疼痛。有的疼痛可能仅仅表现为腰部酸胀不适，有时随活动加剧、体位的改变，也会令疼痛突然发作。部分小结石通过尿道排出时，会产生尖锐的刺痛感。

2. 血尿

一般来说，患者的肾结石在沿着尿路移动时，磨损尿路黏膜就会产生血尿。常常伴随疼痛产生，但是一般肉眼可见的血尿比较少，镜下血尿更常见。尿液带出细小结石时，可能出现滴血现象。

3. 发热、恶心、呕吐

有的患者会有发热、恶心、呕吐的症状，一般出现这种情况是在肾绞痛比较严重时，同时会出现面色苍白，全身出冷汗，脉细数，甚至血压下降，呈虚脱状态，并且有时会伴有恶心、呕吐、腹胀、便秘。在肾绞痛发作的时候，尿量减少，绞痛缓解后，可能会出现多尿现象。

◉ 确诊肾结石需要做哪些检查

1. 尿常规检查

尿常规检查包括一般检查、尿沉渣检查、化学检验几个方面，在这几项检查中有各自的正常参考值，每一个正常值都是用定性和定量来衡量的。尿常规检查的内容包括：尿的颜色、透明度、酸碱度、红细胞、白细胞、上皮细胞及尿糖定性等，是肾结石诊断的重要依据。

2. 血液检查

血常规若发现白细胞数过高表示可能有感染，也可抽血检查肾功能和血中的钙浓度。

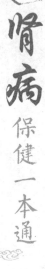

3. B 超检查

B 超检查是一种无损伤、再现性好的检查方法；然而，B 超在肾结石的诊断中只能作为一种辅助或筛选检查。这是因为 B 超也存在它的局限性，它能发现肾脏、膀胱内较大的结石，对输尿管上段的结石发现率也可达87.8%，但对于直径小于 3mm 的结石则容易发生漏诊。

4. 泌尿系 X 线检查

X 线腹平片，可以看到大部分的泌尿系结石，对阴性结石，X 线可以穿透结石，因而看不到。X 线造影，对于可疑的输尿管结石，可以判断是结石还是狭窄。不同成分的结石，按其显影的满意程度依次排列为草酸钙、磷酸钙和磷酸镁、胱氨酸、含钙尿酸盐，纯尿酸结石不显影。

5. CT 检查

CT 检查是目前结石诊断的首选。CT 检查可显示肾脏大小、轮廓、肾结石、肾积水、肾实质病变及肾实质剩余情况，还能鉴别肾囊肿或肾积水；可以辨认尿路以外引起的尿路梗阻病变的原因，如腹膜后肿瘤、盆腔肿瘤等；增强造影可了解肾脏的功能；对因结石引起的急性肾衰，CT 能有助于诊断的确立。

6. 磁共振

尿路造影对诊断尿路扩张很有效。尤其是对肾功能损害、造影剂过敏、禁忌 X 线检查者。也适合于孕妇及儿童。

◎ 合理预防肾结石饮食知多少

1. 合理补钙可以预防肾结石

对于有些类型的肾结石，合理的补钙不仅不会使您患肾结石，相反还有预防肾结石形成的作用，对于做过排石治疗的患者，还有降低肾结石复发的风险。

（1）钙和食物中的草酸结合，减少草酸吸收：食物中的草酸要经过消化道才能进入体内，钙能在胃肠道中与草酸结合，形成草酸钙沉淀，就能阻止草酸被小肠吸收，直接排出体外，这是起到预防肾结石效果的关键所在。有研究表明，尿液中草酸浓度过高的肾结石患者，吃更多的富含钙的食物之后，降低了草酸浓度，同时，尿钙的排泄量并没有任何变化。钙可以通过抑制草酸的吸收而降低血液中草酸浓度，因此，合理补钙可以预防肾结石，降低肾结石复发的风险。

（2）过量限钙也可引发肾结石：过量限制钙的摄入，可能会导致肾小管对钙的重吸收增加，从而升高局部钙浓度而引发肾结石。故每日钙摄入量宜为 1000 ~ 1200mg。

2. 菠菜和豆腐一起吃会引起肾结石吗

菠菜豆腐不能一起吃，小葱和豆腐不能一起吃，这些所谓的"食物相克"说法，源自对草酸和钙结合的恐惧。草酸和钙结合，究竟有什么害处？在锅里结合，在碗里结合，或者在消化道结合，其实是没什么害处的。因为一旦形成了草酸钙，就不可能再被人体吸收进入血液了。因此，菠菜豆腐一起吃最多只是浪费一点钙而已。

3. 肾结石患者应该怎么吃蔬菜

草酸是蔬菜中普遍存在的成分，不过含量差异很大，最多能够相差百倍。一般来说，带有明显涩味的蔬菜草酸含量高。焯水就可以去除大部分草酸。草酸含量高的如菠菜、苋菜等蔬菜，只需沸水焯一下就可以去除40% ~ 70% 的草酸。

蔬菜中含有相当丰富的钾，绿叶蔬菜中还含有较多的镁，这两种元素都有利于减少尿钙的排泄量，而尿钙浓度下降，对于预防肾结石是非常有利的。

缺乏镁，会增加草酸钙肾结石形成的风险；适当补充镁，可降低草酸钙肾结石形成的风险。多摄入紫菜、小米、玉米、冬菜、苋菜、辣椒、蘑菇、阳桃、桂圆、核桃仁等镁含量高的食物，以防结石形成。

4. 维生素的摄入和肾结石的关系

维生素 A 是维持尿道内膜健康所必需的物质，有助于阻碍结石复发。

若缺乏维生素 A，会增加罹患肾结石的风险。因此，应补充富含维生素 A 的食物。平时可适当进食胡萝卜、西蓝花、洋香瓜、番瓜、牛肝等含维生素 A 较多的食物。但是，补充维生素 A 不能过量，否则会出现中毒。

充足的维生素 B_6 能避免草酸前体形成草酸，从而降低尿中草酸的含量。补充维生素 B_6 时，每天不要超过 25mg。

过多摄入维生素 D，能产生过量维生素 D_3，促进肠内钙吸收，引起高钙尿的发生，增加了肾结石发生的风险。

5. 喝柠檬汁预防肾结石

作为生活中的美容水果，柠檬中含有丰富的柠檬酸，被誉为"柠檬酸仓库"。常喝含柠檬汁的饮料能预防肾结石。此外，当人体内结石达到一定程度，结石通过窄小的尿道时就会发生疼痛，喝柠檬水还能缓解排尿时的疼痛。

◎ 教您几个预防肾结石的食疗方案

1. 赤豆粥

取粳米、赤豆各 50g，鸡内金 2g 研粉。粳米、赤豆加水煮粥，熟时拌入鸡内金粉，加适量白糖。每日服用 2 次。

功效：健脾祛湿，通淋化石。

2. 藕节冬瓜汤

取生藕节 500g，冬瓜 1000g，洗净切片，加水适量煮汤服用，1 天服完。

功效：清热生津，利尿通淋。

3. 冰糖核桃仁

取冰糖 120g，香油炸核桃仁 120g，共研细末，每次服 60g，每日服 4 次，开水送下。

功效：补中益气，软化结石。

4. 核桃糖酥

核桃仁 120g，冰糖 120g。将冰糖溶化浸入核桃肉，以香油炸酥，装于密封容器内，每次食用 30 ~ 60g，每日 3 ~ 4 次。也可用市售翡翠胡桃，服法同上。

功效：温补肺肾，润肠通便，对于无泌尿道梗阻的状如绿豆大或大豆（黄豆）大的结石，有促使其排除的作用，对于结构疏松的结石可帮助其分解后排出。

二、既病期

◉ 肾结石的西医治疗知多少

首先应对症治疗。如绞痛发作时用止痛药物，若发现合并感染或梗阻，应根据具体情况先行控制感染，必要时行输尿管插管或肾盂造瘘，保证尿液引流通畅，以利控制感染，防止肾功能损害。同时积极寻找病因，按照不同成分和病因制定治疗和预防方案，从根本上解决问题，尽量防止结石复发。

1. 一般治疗

（1）大量饮水：较小结石有可能受大量尿液的推送、冲洗而排出，尿液增多还有助于感染的控制。

（2）解痉止痛：M 型胆碱受体阻断剂，可以松弛输尿管平滑肌，缓解痉挛。通常剂量为 20mg，肌肉注射黄体酮可以抑制平滑肌的收缩而缓解痉挛，对止痛和排石有一定的疗效；钙离子阻滞剂硝苯地平，对缓解肾绞痛有一定的作用；α 受体阻滞剂在缓解输尿管平滑肌痉挛，治疗肾绞痛中具有一定的效果。

（3）控制感染：结石引起的尿路梗阻时容易发生感染，感染尿内常形成磷酸镁铵结石，这种恶性循环使病情加重。除积极取出结石解除梗阻外，还应使用抗生素控制或预防尿路感染。

2. 按不同成分的病因治疗

（1）高钙尿：原发性高钙尿可使用噻嗪类药和枸橼酸钾，吸收性高钙尿除应用噻嗪类药、枸橼酸钾外，不能耐受该类药物的须用磷酸纤维素钠，有血磷降低者须改用正磷酸盐。高钙血症还应积极治疗伴随疾病，当发生高钙血症危象时，须紧急治疗。当患者有原发性甲状旁腺功能亢进并伴有症状性高钙血症或无症状性肾结石时，首选手术切除甲状旁腺。当患者有症状性或梗阻性肾结石，在无高钙血症危象时，首先处理结石。

（2）肾小管酸中毒：主要使用碱性药物减慢结石生长和新发结石形成，纠正代谢失调。

（3）高草酸尿：原发性高草酸尿治疗较困难，可试用维生素 B_6，从小剂量开始，随效果减退而不断加量，同时大量饮水，限制富含草酸的食物，可使尿液的草酸水平降至正常。

（4）高尿酸尿：低嘌呤食物、大量饮水可降低尿内尿酸的浓度。

（5）高胱氨酸尿：适当限制蛋白质饮食，使用降低胱氨酸的硫醇类药物加以治疗。

（6）感染性结石：根据患者情况将结石取出，选择适宜的抗生素控制尿路感染。

3. 外科治疗

（1）适应证：①较大的肾盂、肾盏结石（如直径大于 3cm 的结石或鹿角形结石）；②肾盂、肾盏内的多发结石，手术对一次性取尽结石比较有把握；③已有梗阻并造成肾功能损害的肾结石（如肾盏颈部有狭窄的肾盏结石、有肾盂输尿管交界处狭窄的肾盂结石、有高位输尿管插入畸形的肾盂结石等），对结石梗阻所致的无尿，应及时手术解除梗阻，挽救肾功能；④直径 > 2cm 或表面粗糙的肾结石，以及在某一部位停留时间过长，估计已经形成粘连、嵌顿的结石；⑤对肾脏有严重并发症、全身情况不佳的患者，应选择手术治疗，以缩短治疗周期；⑥采用保守排石方法失败及疼痛不能被药物缓解的患者。

（2）手术方式：①体外冲击波碎石治疗；②输尿管内放置支架，还可以配合体外冲击波碎石术（ESWL）治疗；③经输尿管镜碎石取石术；④经皮肾镜碎石术；⑤腹腔镜切开取石术。

◉ 赶走结石动起来

1. 肾脏上极结石及输尿管上段、膀胱结石者，每隔 15 分钟原地双脚跳跃 5 分钟以上；输尿管中段结石患侧单脚跳跃，输尿管下段结石健侧单脚跳跃。

2. 肾脏中极结石患者，宜侧卧，取患侧向上卧位。

3. 肾脏下极、下盏结石患者，不能应用以上方法，应当经常采用倒立或臀膝位（俯卧于床，臀部抬高，头低位）。此法有专门的倒立床。

注意：肾绞痛剧烈时应暂停运动疗法，并及时至当地医院治疗。碎石治疗后一般多卧床休息 2 天后再开始实施运动疗法。

◉ 何时应用中药来排石

1. 结石直径小于 1.0cm，形状规则，表面光滑，并且与肾盂肾盏无粘连而游离于腔内者。

2. 泌尿道无明显畸形、狭窄和感染。

3. 无严重肾积水，肾功能尚好者。

4. 青壮年体质好，能配合大量饮水及参加有利排石的体育活动。

◉ 学会自己来辨证

肾结石多由下焦湿热、气滞血瘀或肾气不足引起，病位在肾、膀胱和溺窍，肾虚为本，湿热、气滞血瘀为标。肾虚则膀胱气化不利，致尿液生成和排泄失常，加之摄生不慎，感受湿热之邪，或饮食不节，嗜食辛辣肥甘醇酒之品，致湿热内生，蕴结膀胱，煎熬尿液，结为砂石；气滞血瘀，气机不利，石阻脉络，不通则痛；结石损伤血络，可引起血尿。

对于较大结石可先行体外冲击波碎石，再配合中药治疗。初起宜宣通清利，久则配合补肾活血、行气导滞之剂。

根据临床上辨证，在中医上主要分为以下几型：

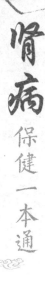

1. 湿热蕴结证

临床表现：腰痛或小腹痛，或尿流突然中断，尿频，尿急，尿痛，小便混赤，或为血尿；平时口干喜欢喝水；舌红苔黄腻，脉弦数。

治法：清热利湿，通淋排石。

方药：三金排石汤加减。金钱草60g，鸡内金30g，海金沙20g，石韦15g，萹蓄15g，车前子15g，瞿麦12g，滑石12g，木通10g等。

2. 气血瘀滞证

临床表现：发病急骤，腰腹胀痛或绞痛，疼痛向外阴放射，尿频，尿急，尿黄或赤；舌暗红或有瘀斑，脉弦或弦数。

治法：理气活血，通淋排石。

方药：金铃子散合石韦散加减。金铃子30g，延胡索30g，通草60g，石韦60g（去毛），王不留行30g，滑石60g，炙甘草60g，当归60g，白术90g，瞿麦90g，芍药90g，冬葵子90g等。

3. 肾气不足证

临床表现：结石已久，留滞不去，腰部胀痛，突然发作，而后缓解，体力劳动后疼痛加重，自觉平时疲乏无力，少尿或尿频但伴有尿不尽感；或脸部轻度浮肿；舌淡苔薄，脉细无力。

治法：补肾益气，通淋排石。

方药：济生肾气丸加减。熟附片15g，肉桂15g，山茱萸10g，牡丹皮10g，山药15g，熟地黄10g，泽泻10g，茯苓20g，车前子15g，川牛膝15g等。

🏵 中成药防治肾结石的妙用

1. 复方金钱草颗粒

主要成分：广金钱草、车前草、石韦、玉米须。

功能：清热祛湿，利尿排石，消炎止痛。

主治：用于泌尿系结石、尿路感染属湿热下注证者。

2. 肾石通颗粒

主要成分：金钱草、王不留行（炒）、萹蓄、延胡索（醋制）、鸡内金（烫）、丹参、木香、瞿麦、牛膝、海金沙。

功能：清热利湿，活血止痛，化石排石。

主治：用于肾结石、肾盂结石、膀胱结石、输尿管结石。

◉ 教您几个排石药膳

1. 青小豆粥

此食疗方具有利水通淋的功效，做法为先将青小豆和通草用水清洗干净，然后放入锅中加水煎煮，水开后去渣取汁，然后加粳米一起用武火熬煮成粥，熟后即可食用。

2. 米酒炒田螺

此食疗方具有清热利尿的功效，做法为先养田螺数天，让其将泥吐尽，然后用钳子剪碎田螺尾部，然后与葱、油、姜、米酒等调味料一起放入锅中炒熟，最后加味精即可食用。

3. 核桃内金膏

此食疗方具有补肾排石的功效，做法为将核桃肉研磨成细末，鸡内金捣碎，然后与蜂蜜一起熬成膏状，放入瓶中，每日1匙，冲水服用。

◉ 针灸止痛有奇效

1. 常用穴位介绍

穴位	定位
肾俞	在腰部，当第2腰椎棘突下，旁开1.5寸
大肠俞	在腰部，当第4腰椎棘突下，旁开1.5寸
天枢	在腹中部，横平脐中，前正中线旁开2寸
归来	在下腹部，脐下4寸，前正中线旁开2寸
足三里	在小腿前外侧，犊鼻下3寸，胫骨前缘外一横指（中指）处
气海	在下腹部，前正中线上，脐中下1.5寸

x

穴位	定位
中极	在下腹部，前正中线上，脐中下 4 寸
血海	屈膝，在大腿内侧，髌底内侧端上 2 寸，股四头肌内侧头的隆起处
三阴交	在小腿内侧，当足内踝尖上 3 寸，胫骨内侧缘后方
次髎	在骶部，当髂后上棘内下方，适对第二骶后孔处

2. 常用方法介绍

方法一

取穴：主穴取肾俞、大肠俞、膀胱俞、腰部阿是穴、天枢、归来、足三里；配穴取气海、中极、血海、委中、阳陵泉、阴陵泉、三阴交、太溪、小肠俞、次髎。

操作方法：无结石绞痛发作，针刺以弱中刺激，用先补后泻手法，留针 20 分钟。结石绞痛发作时，用重刺激，泻法，留针 30 ~ 60 分钟，留针期间每隔 10 分钟行针 1 次，用震颤手法行针 2 ~ 3 分钟，加强针感。每日 1 次，10 次为 1 个疗程。

方法二

取穴：主穴为肾俞、腰部阿是穴、膀胱俞；配穴为委中、足三里、血海。肾绞痛放射至下腹部，用天枢、归来、腹部阿是穴。

操作方法：泻法、重刺激，一般留针 20 分钟，痛剧时可留针 30 ~ 40 分钟。肾俞穴及腰痛区可用艾灸以温通经络（使局部皮肤毛细血管扩张、改善血液循环），使疼痛缓解。每日针灸 1 次，10 ~ 15 次为 1 个疗程。

◎肾结石的总攻疗法

1. 适应证

结石直径小于 1cm，表面光滑；双肾功能基本正常；无明显尿路狭窄或畸形。

2. 治疗方法

时间	治疗方法
7:00	排石中药头煎 300mL，口服
7:30	氢氯噻嗪 50mg，口服
8:30	饮水 500 ~ 1000mL
9:00	饮水 500 ~ 1000mL
9:30	排石中药二煎 300mL，口服
10:30	阿托品 0.5mg，肌注
10:40	针刺肾俞、膀胱俞，先弱刺激，后强刺激，共 20 分钟
11:00	跳跃

总攻疗法以 6 ~ 7 次为 1 个疗程，隔天 1 次；总攻疗法治疗后结石下移或排而未尽者，休息 2 周可继续进行下 1 个疗程，一般不超过 2 个疗程。如多次使用氢氯噻嗪等利尿药进行总攻疗法，必要时可口服补钾，以防低血钾。

◎ 肾结石的治疗误区：你中招了没

误区 1：预防结石只要多喝水就可以了。

预防肾结石的方法很多，喝水只是其中之一。因此，这也是预防肾结石的误区，也就是说，多喝水只是预防结石的一部分。而且，多喝的水应是白开水，用饮料、浓茶代替的水是没有什么效果，反而更容易促进结石的生成。预防结石除了要多喝水之外，在食物方面也是有讲究的。比如，最好不要吃高脂肪、高糖的食物，油炸食品、腌制食品的等也要限制。

误区 2：没有症状的结石是可以不用治疗的。

肾结石的症状有时候并不是很明显，但是这不代表肾结石不需要治疗。有一部分患者患病期间是没有症状的，因为没有对身体产生什么影响就没有在意。其实，结石长期存在于肾脏中，这样不仅会引起感染，造成阻梗，导致肾积水，严重时还会使肾功能完全丧失，在肾脏中生成肿瘤。

第六节　糖尿病肾病概述

【一起认识糖尿病肾病】

糖尿病肾病（diabetic nephropathy，DN）是指糖尿病本身引起的肾脏损害，是糖尿病最常见的微血管并发症之一。无论是 1 型还是 2 型糖尿病，30% ～ 40% 的患者可出现肾脏损害，而 2 型糖尿病中约 5% 的患者在被诊断为糖尿病的同时就已存在糖尿病的肾脏损害。我国的发病率呈上升趋势，目前已成为终末期肾脏病的第二位原因，仅次于各种肾小球肾炎。由于其存在复杂的代谢紊乱，一旦发展到终末期肾脏病，往往比其他肾脏疾病的治疗更加棘手，因此，及时防治对于延缓糖尿病肾病的意义重大。

本病的中医病名为"肾消"，《圣济总录》云："消渴病久，肾气受伤，肾主水，肾气虚衰，气化失常，开阖不利，水液聚于体内而出现水肿。"并提出了"消肾"的概念："消肾，小便白浊如凝脂，形体疏弱。"指出消渴日久可致水肿，其认为糖尿病肾病病机是肾气虚衰，气化失常开阖不利所致。

临床上以出现持续的蛋白尿为主要标志，即持续白蛋白尿 > 200 μg/min 或 300mg/24h，一般伴有糖尿病视网膜病变。

1. 糖尿病肾病的西医病因

糖尿病肾病病因和发病机制目前并不明确。目前认为系多因素参与，在一定的遗传背景以及部分危险因素的共同作用下致病。

（1）遗传因素：男性发生糖尿病肾病的比例较女性为高；来自美国的研究发现，在相同的生活环境下，非洲及墨西哥裔较白人易发生糖尿病肾病；同一种族中，某些家族易患糖尿病肾病，凡此种种均提示遗传因素存在。1 型糖尿病中 40% ～ 50% 发生微量白蛋白尿，2 型糖尿病在观察期间也仅有 20% ～ 30% 发生糖尿病肾病，均提示遗传因素可能起重要作用。

（2）肾脏血流动力学异常：糖尿病肾病早期就可观察到肾脏血流动力

学异常，表现为肾小球高灌注和高滤过，肾血流量和肾小球滤过率（GFR）升高，并且增加蛋白摄入后升高的程度更显著。

（3）高血糖造成的代谢异常：血糖过高主要通过肾脏血流动力学改变以及代谢异常引致肾脏损害。

（4）高血压：几乎任何糖尿病肾病均伴有高血压，在 1 型糖尿病肾病高血压与微量白蛋白尿平行发生，而在 2 型中则常在糖尿病肾病发生前出现。血压控制情况与糖尿病肾病发展密切相关。

（5）血管活性物质代谢异常：糖尿病肾病的发生发展过程中可有多种血管活性物质的代谢异常。其中包括肾素－血管紧张素系统（RAS）、内皮素、前列腺素族和生长因子等代谢异常。

2. 糖尿病肾病的中医病因病机

糖尿病肾病以虚、瘀、浊为基本病机，虚是以气虚为主，又有气、血、阴、阳不足的区别，以气阴两虚、气血亏虚、肝肾阴虚、脾肾阳虚多见；瘀为络脉瘀滞，有络滞、络瘀、络闭的不同；浊为浊毒内蕴，有湿、浊、毒的不同表现。三者互相影响，兼见而致病。其中虚为基本条件，瘀是核心病机，浊是最终结局。

一、未病期

◉生活中应注意哪些方面

1. 调整生活规律

糖尿病属于慢性病，生活规律非常重要，在身体允许的情况下，要按时起居，有利于糖代谢。

2. 坚持适当的运动

适当规律的活动是治疗糖尿病的一种重要手段，可以采取多种活动方式。

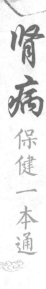

3. 饮食有节

注意不要暴饮暴食，否则可导致血糖、尿糖的极大波动，破坏机体的平衡状态。少吃油腻和煎炸食物，同时，还应强调低盐、低蛋白饮食，以优质蛋白为佳，适量吃鸡、鱼、瘦肉，多吃蔬菜，避免饮酒。另外糖尿病患者外出时应随身携带一些点心和糖果，以免发生低血糖。

4. 定期体检

所有的糖尿病患者病程超过 5 年以上者，要经常查肾功能、尿蛋白定性、24 小时尿蛋白定量，并注意测量血压，做眼底检查。如果确定为尿微量白蛋白增加，并能排除其他引起其增加的因素，如泌尿系感染、运动、原发性高血压者，应高度警惕。若血压 > 130/80mmHg，就应积极降压，使血压维持在正常范围。

◉ 糖尿病肾病的早期发现

1. 容易疲倦、乏力

一般发生肾病就会有很多的异常情况发生，尤其是患者会容易发生困倦的情况。糖尿病肾病的症状有：容易疲倦、乏力。这可能是最早的症状，但是很容易被忽略，因为能够引起疲倦乏力的原因实在太多了。

2. 脸色发白

只要发生疾病，就会体现在脸上，尤其是肾病的发生，就会出现脸色发白的情况。脸色发黄或发白，这是糖尿病肾病的症状。这是由于贫血所致，肾功能受损常常伴随贫血，但是贫血的发展也非常缓慢，一段时间里反差一般不会太大，常常不会被重视。

3. 泡沫尿

部分患者尿中出现泡沫与尿蛋白相关。早期主要是运动后蛋白尿，为预测糖尿病肾病提供线索。随病程发展变为持续微量清蛋白尿，以后尿清蛋白及总蛋白均逐渐增加，约 1/3 患者可出现大量蛋白尿。

4. 尿量减少

由于肾脏的滤过功能下降，部分患者随病情进展会出现尿量减少。也有很多患者尿量正常，但是随尿液排出的毒素减少，所以不能完全靠尿量来判断肾功能的好坏。

5. 浮肿

糖尿病肾病的症状有浮肿。这是一个比较容易察觉的早期症状，是因为肾脏不能及时清除体内多余的水分所致。早期仅有足踝部和眼睑浮肿，休息后消失。进一步发展到持续性或全身浮肿时，一般已进入典型的尿毒症期。

6. 高血压

肾脏受损后不能正常排水排钠，体内出现水和钠的潴留。另外肾脏受损后还会分泌一些升高血压的物质，这也是糖尿病肾病出现高血压的原因之一。

7. 肾性贫血

大多数患者有轻中度贫血，主要表现为疲倦、乏力、头晕、耳鸣、记忆力减退、呼吸急促。其主要原因是红细胞生成素缺乏，也可由营养不良、骨髓造血能力减退及红细胞寿命缩短、频繁抽血等因素共同造成。

◉ 八段锦预防糖尿病肾病

八段锦是一种以中医阴阳、脏腑、气血、经络理论为基础，通过八个动作，调节脏腑，同时通过肢体舒展，疏通经络，调节气血运行，使气血循经入脏腑，达到人体脏腑、气血、阴阳的协调平衡，同时还配合呼气吐纳、心理调节等综合调理人体身心健康。特点是柔和缓慢，圆活连贯，松紧结合，动静相兼，神与形合，气寓其中。

第一式，两手托天理三焦：这一式为两手交叉上托，拔伸腰背，提拉胸腹，可以促使全身上下的气机流通，水液布散，从而使周身都得到元气和津液的滋养。

第二式，左右开弓似射雕：这一式为展肩扩胸，左右手如同拉弓射箭式，可以抒发胸气，消除胸闷；疏理肝气，治疗胁痛；同时消除肩背部的酸痛不适。

第三式，调理脾胃须单举：这一式为左右上肢松紧配合的上下对拉拔伸，能够牵拉腹腔，对脾胃、肝胆起到很好的按摩作用，并辅助它们调节气机，有助于消化吸收，增强营养。

第四式，五劳七伤往后瞧：这一式为转头扭臂，调整大脑与脏腑联络的交通要道——颈椎（中医称为天柱）；同时挺胸，刺激胸腺，从而改善了大脑对脏腑的调节能力，并增强免疫力和体质，促进自身的良性调整，消除亚健康。

第五式，摇头摆尾去心火：这一式为上身前俯，尾闾摆动，使心火下降，肾水上升，可以消除心烦、口疮、口臭、失眠多梦、小便热赤、便秘等证候。

第六式，两手攀足固肾腰：这一式为前屈后伸，双手按摩腰背及下肢后方，使人体的督脉和足太阳膀胱经得到拉伸牵扯，对生殖系统、泌尿系统以及腰背部的肌肉都有调理作用。

第七式，攒拳怒目增气力：这一式为马步冲拳，怒目瞪眼，均可刺激肝经系统，使肝血充盈，肝气疏泄，强健筋骨。气血多有郁滞者，尤为适宜。

第八式，背后七颠百病消：这一式为颠足而立，拔伸脊柱，下落振身，按摩五脏六腑。这一式下落振荡导致全身的抖动，十分舒服，不仅可以有利于消除百病，也正好可以作为整套套路的收功。

二、既病期

◉ 糖尿病肾病的辅助检查知多少

1. 尿蛋白的检测方法及标准

（1）尿常规：尿蛋白阳性。

（2）尿白蛋白/肌酐比值（UACR）：大于30mg/g。

（3）尿微量白蛋白（UMA）：大于20mg/L。

（4）尿白蛋白排泄率（AER）：超过30mg/d。

其中，尿常规价格便宜，但对尿蛋白的敏感性较低，只能发现中、大量尿蛋白。对于早期糖尿病肾病，推荐检测尿白蛋白/肌酐比值，是目前公认发现尿微量白蛋白最有效的筛查方法。尿白蛋白/肌酐比值的采集方法为，空腹采集清晨首次尿标本。

2.眼底的检查

糖尿病视网膜病变、糖尿病肾病均属于糖尿病的小血管并发症，两者具有较强的相关性，大部分糖尿病肾病患者亦有糖尿病视网膜病变，因此，若发现糖尿病视网膜病变，须警惕糖尿病肾病的可能。如果出现视物模糊的症状，应及早就诊眼科，行眼底镜检查。

3.肾功能的检查

糖尿病对肾脏的损害表现为肾功能异常。肌酐、尿素氮等检测指标可部分反映肾脏功能，但受影响因素较多，如剧烈运动、饮食、肌肉溶解等。应用血清肌酐估算的肾小球滤过率是评估肾功能最好的方法。

4.肾小管功能的检查

近年研究发现，肾小管损伤在糖尿病肾病早期即可出现，可表现为夜尿增多、尿比重下降等。通过检查肾小管功能，也可早期发现糖尿病肾病。

◉ 不可不知的糖尿病肾病的临床表现

糖尿病肾病的临床表现根据疾病所处的不同阶段有所差异，主要表现为不同程度蛋白尿及肾功能的进行性减退。具体分期如下：

Ⅰ期：临床无肾病表现，仅有血流动力学改变，此时肾小球滤过率升高，肾脏体积增大，肾小球和肾小管肥大，可有一过性微量蛋白尿，特别是在运动、应急、血糖控制不良等情况下出现。1型糖尿病可无高血压，而2型糖尿病则可出现高血压。

II 期：出现持续性微量白蛋白尿，大多数患者肾小球滤过率正常或升高，临床无明显自觉症状，肾脏病理已出现肾小球 / 肾小管基底膜增厚、系膜区增宽等。

III 期：已有明显的临床表现，蛋白尿 / 白蛋白尿明显增加（尿白蛋白排泄率 > 200mg/24h，蛋白尿 > 500mg/24h），部分患者可有轻度血压升高，GFR 开始下降，但血肌酐尚在正常范围。肾脏病理出现局灶 / 弥漫性硬化，出现 K-W 结节、入 / 出球小动脉透明样变等。

IV 期：出现大量蛋白尿，达肾病综合征程度，并出现相关症状肾功能持续减退，直至终末期衰竭，高血压明显加重。同时合并糖尿病其他微血管并发症，如视网膜病变、周围血管病变等。

糖尿病肾病的其他临床表现尚有：IV 型肾小管酸中毒，特别是在 RAS 抑制的情况下，更要小心易发生尿路感染；单侧 / 双侧肾动脉狭窄；梗阻性肾病（神经源性膀胱）；肾乳头坏死等。

◉ 糖尿病肾病患者的饮食注意

一般来说，糖尿病肾病的饮食安排很复杂，既要保证热量和营养充足，又要适当限制糖类、饱和脂肪和蛋白质。但如果什么都不吃，长期摄入不足导致的营养不良会使身体更加虚弱，无法对抗疾病，预后更差。这就决定了从被诊断为糖尿病肾病的那一天起，饮食方式就与普通的糖尿病患者的饮食有很大差别，主要表现在以下几个方面：

1. 要限制蛋白质摄入

长期高蛋白膳食会加重肾脏的高滤过状态，同时增加体内有毒物质的产生和潴留，从而导致肾功能的进一步损害。一般主张每日膳食中的蛋白质按照每千克标准体重 0.6g 给予，还要在限量范围内提高优质蛋白的比例。当发展到尿毒症时，蛋白质限制应更加严格。

2. 在低蛋白膳食时热量供给必须足够维持正常的生理生活

可以选择一些含热量高而蛋白质含量低的主食类食物，像土豆、藕粉、粉丝、芋头、白薯、山药、南瓜、菱角粉、荸荠粉等，使膳食总热量达到标准范围。

3. 减少脂肪和食盐的摄入

糖尿病肾病常合并脂肪代谢障碍，所以仍要坚持低脂肪的摄入，橄榄油、花生油中含有较丰富的单不饱和脂肪酸，可以作为能量的来源。糖尿病肾病发展到一定阶段常可出现高血压，表现为浮肿或尿量减少，限制食盐可以有效防止并发症的进展。

◉ 糖尿病肾病的西医治疗知多少

糖尿病肾病的治疗主要包括早期干预各种危险因素等措施以及终末期肾病的肾脏替代治疗。

1. 饮食治疗

早期应限制蛋白质摄入量。对于肾功能正常患者，给予蛋白质0.8g/（kg·d）。对已有大量蛋白尿、水肿、肾功能不全的患者给予蛋白质0.6g/（kg·d），以动物蛋白质为主。

2. 控制血糖

糖尿病肾病患者糖化血红蛋白应控制在 7% 以下。临床常用的口服降糖药物包括五大类：

（1）磺脲类药物：主要降糖机制为促进胰岛素的分泌。

（2）双胍类：主要作用于胰岛外组织，抑制肠壁对葡萄糖的吸收，抑制糖异生。

（3）α-葡萄糖苷酶抑制剂：主要通过抑制小肠上段的 α 葡萄糖苷酶活性，减慢寡糖和单糖的吸收。

（4）胰岛素增敏剂，近年发现噻唑烷二酮类衍生物具有直接增加胰岛素敏感性的作用，噻唑烷二酮类的匹格列酮和罗格列酮可降低胰岛素抵抗，后者通过与过氧化物酶体增殖激活受体 γ 结合，改善胰岛 B 细胞的功能。

（5）非磺脲类胰岛素促泌剂，可使胰岛素快速释放，有效降低餐后血糖，在每次进餐前即刻口服，又称餐时血糖调节剂。

3. 控制血压

应将血压控制在 ≤ 130/80mmHg。降压药物首选血管紧张素转换酶抑制剂（ACEI）进行治疗。ACEI 可用于糖尿病肾病的不同时期，对糖尿病患者的肾脏起保护作用。ACEI 不仅可以逆转糖尿病肾病最初的肾小球高滤过状态而不依赖于血压下降，还能降低或阻止糖尿病患者的微量白蛋白尿。对于糖尿病的临床蛋白尿期，ACEI 也可以延缓其肾功能的进一步恶化，并能增强胰岛素敏感性而对脂质代谢无影响。

4. 调脂治疗

调脂治疗目标为总胆固醇 < 4.5mmol/L，LDL < 2.5mmol/L，TG < 1.5mmol/L，高密度脂蛋白胆固醇 > 1.1mmol/L。对于以血清总胆固醇增高为主的高脂血症，首选他汀类降脂药物。以甘油三酯增高为主的患者选用纤维酸衍生物类药物治疗。在药物治疗的基础上，应配合饮食治疗，少食动物脂肪，多食富含多不饱和脂肪酸的食物。

5. 并发症的治疗

对于已并发高血压、动脉粥样硬化、心脑血管病、其他微血管病、神经病变和营养不良的患者应给予相应处理，保护肾功能。尽量避免使用肾毒性药物。

6. 透析和移植

当肾小球滤过率 < 15mL/min，或伴有不易控制的心力衰竭、严重胃肠道症状、高血压等，应根据条件选用透析（血透或腹透）、肾移植或胰肾联合移植。

◉ 中医辨证治疗糖尿病肾病

根据糖尿病肾病发展阶段的不同，其治则各有偏重。糖尿病肾病早期以络滞、络瘀为主，虚证或不明显，当以化瘀通络为主，使旧血得去，新血得生，络脉通畅。进一步发展到糖尿病肾病中期，虚逐渐加重，当以补虚为主，根据气、血、阴、阳之不足而设立益气、养阴、养血、温阳等治法，分而治之。到终末期肾病，以脾肾阳虚、浊毒内蕴为主，当温阳益气以加强浊毒的运化，同时通腑泄浊，加强浊毒的排泄。

1. 气阴两虚证

临床表现：神疲乏力，少气懒言，口干舌燥，腰膝酸软，头昏耳鸣，视物模糊，小便量多，舌嫩少津，脉弦细。

治法：益气养阴，滋补肝肾。

方药：生脉散合六味地黄汤加减。黄芪、党参、麦门冬、五味子、枸杞子、菊花、生地黄、山药、山茱萸、泽泻、牡丹皮、天花粉、益母草等。

2. 脾肾气虚证

临床表现：下肢浮肿，面色无华，脘闷纳呆，肢重困倦或便溏，舌淡苔白，脉濡细或缓。

治法：健脾补肾，益气行水。

方药：参苓白术散合金匮肾气丸加减。党参、白术、山药、薏苡仁、熟地黄、山茱萸、泽泻、牡丹皮、制附子、肉桂、益母草等。

3. 浊毒上逆证

临床表现：全身浮肿，气短语怯，面色晦暗，精神萎靡，神志恍惚，恶心呕吐，烦躁不安，心悸气急，少尿便溏，舌胖质暗，苔白腻或灰腻，脉沉细。

治法：温阳利水，化浊降逆。

方药：大黄附子汤加减。大黄、附子、党参、白术、荷叶、佩兰、薏苡仁、砂仁、鸡内金、车前子等。

4. 脾肾阴虚证

临床表现：面目、全身浮肿，脘腹胀满，畏寒肢冷，食少便溏，腰酸腿软，阳痿早泄，舌胖淡苔白腻，脉沉细。

治法：温补脾肾，利于消肿。

方药：济生肾气丸合实脾饮加减。黄芪、制附子、肉桂、山药、熟地黄、山茱萸、茯苓皮、大腹皮、川厚朴、泽兰、牛膝、车前子、益母草等。

5. 心胃湿热证

临床表现：面色潮红，脘腹闷胀，烦躁不安，食欲旺盛，舌胖苔黄腻，脉弦数。

治法：清胃泄心，健脾益胃。

方药：白茯苓丸加减。白茯苓、天花粉、黄连、萆薢、太子参、玄参、熟地黄、覆盆子、石斛、蛇床子、鸡内金、牛蒡子、生黄芪等。

若恶心呕吐伴口苦、便干，舌苔黄腻者，宜清热化湿，泄浊降逆。方用黄连温胆汤加减，常用陈皮、半夏、茯苓、枳实、竹茹、黄连、薏苡仁、大黄等。

◉ 教您几款食疗方

1. 冬菇豆腐汤

原料：板豆腐2块，冬菇5～6只，葱粒1汤匙，清水2～5杯，蒜茸豆瓣酱1汤匙。

做法：板豆腐冲净，打干，即放入滚油内，炸至金黄酥时捞起，吸干油分，待用。浸软冬菇，去蒂，洗净，沥干水分，待用。烧热油约1/2汤匙，爆香蒜茸豆瓣酱，注入清水煮开，放入冬菇，滚片刻，至出味及汤浓，最后加入脆豆腐，待再度滚起时，以适量盐及胡椒粉调味，即可盛起，撒上葱粒，趁热食用。

功效：降糖益肾。

2. 肉丝炒凉瓜

原料：凉瓜300g（切丝），猪瘦肉150g（切丝），蒜茸1茶匙，豆豉1汤匙。猪瘦肉200g，木耳25g，葱2根（切段），生抽、糖、麻油各适量。

做法：肉丝用调料拌匀，爆透凉瓜，下蒜茸、豆豉爆香，下肉丝炒熟，勾芡上碟。

功效：补肾健脾，清热降糖。

3. 海带冬瓜汤

原料：海带 200g，紫菜 50g，冬瓜 250g，无花果 20g。

做法：冬瓜去皮、瓤，洗净切成小方块；海带用水浸发，洗去咸味；无花果洗净。用 6 碗水煲冬瓜、海带、无花果，煲约 2 小时，下紫菜，滚片刻即成。

功效：利湿消肿，降糖益肾。

4. 玉米须粥

原料：新鲜玉米须 100g（干品 50g），小米 50g，精盐适量。

做法：先将玉米须洗净，加水适量，煎汁去渣，加入小米煮粥，粥将熟时，调入精盐，再煮 1 ~ 2 分钟即可。每日 2 次，温热服食，7 ~ 10 日为 1 个疗程。

功效：利水消肿。

5. 冬瓜瘦肉汤

原料：冬瓜 400g，冬菜 2 汤匙，猪瘦肉 150g。

做法：冬瓜去皮、瓤，洗净，切小块；冬菜洗净，控干水；猪瘦肉洗净，控干剁细，加调料腌 10 分钟。加入适量水烧开，放入冬瓜烧滚，下瘦肉搅匀，熟后，下冬菜，加盐调味即成。

功效：养血祛湿消肿。

 两个动作降血糖

天热了、天冷了，刮风了、下雨了，不想出门运动，在家怎样才能把血糖降下来呢？现在我们就教您 2 个动作，不需要特殊场地，不需要钱，只要您坚持做 20 ~ 30 分钟，一定有降糖效果。

动作一：开合跳

动作要领：站姿跳跃，双脚往外张开约 1.5 个肩宽，双手往头顶方向击掌，注意手肘尽量伸直，在头部两侧夹紧，再跳一次后双脚并拢，双手拍大腿两侧。每组 40 个，休息后再继续做。

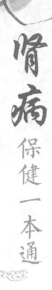

动作二：原地踏步

动作要领：身体站直，让整个身体成一条直线。抬高大腿，让其和地面平行，手臂尽量向后摆，双手双脚左右交换运动。

开合跳与原地踏步走交替进行，每个动作做 1 分钟。如果您体力不支，可以仅做原地踏步动作。

目标：运动 20 ~ 30 分钟，上衣上能印出一巴掌大小的汗迹，这样降糖效果才会好。

注意配合呼吸，不要憋气，伴有节奏感强的音乐效果更好！

◉ 要想血糖好，多吃 3 种瓜

1. 黄瓜

营养档案：每 100g 黄瓜约含 2.8g 糖类，仅 15 千卡热量；富含膳食纤维且含有多种维生素和矿物元素，有抗氧化、防口角炎等作用。

对糖尿病的好处：黄瓜中的丙醇二酸有抑制糖类转变为脂肪的作用，是合并有肥胖或者血脂异常的糖尿病患者首选的一种食疗蔬菜。

推荐吃法：血糖控制不好的"糖友"还可以把它当水果吃。研究发现，黄瓜皮维生素 C 的含量要高于黄瓜籽和黄瓜肉，因此，糖尿病患者在食用黄瓜时建议不要去皮，但是切记要清洗干净。

2. 南瓜

营养档案：南瓜果实含有丰富的营养物质，如糖类、蛋白质、膳食纤维、维生素、胡萝卜素、果胶及钾、铁。其中果胶能调节胃内食物的吸收速度，使肠道对糖类的吸收减慢，还能和体内多余的胆固醇结合在一起，使胆固醇吸收减少，血胆固醇浓度下降。

对糖尿病的好处：南瓜所含的可溶性纤维素能推迟胃内食物的排空，控制餐后血糖上升。

推荐吃法：尽管其血糖生成指数较高，但血糖负荷并不高。血糖负荷是指某种食物的血糖生成指数与其含糖量的乘积，反映食物本身的特性及其葡萄糖含量对血糖的影响。每 100g 南瓜的血糖负荷仅为 2 ~ 11，而同样重量的米做成的米饭血糖负荷为 80。因此，如果您在一餐中安排了 100g 左右的南瓜，只要相应扣除 25g 的主食，这样既可以获得南瓜中对身体有益的成分，又增加饱腹感，还不会导致血糖升高。

但是，如果把南瓜当成副食吃，主食又不减少，血糖就会升高。

选择方法：南瓜有老嫩之分，老南瓜水分含量低，糖类含量高，每 100g 约含 15.5g 糖类，与粮食的含糖量相当；而嫩南瓜含水分多，糖类含量低，每 100g 含 1.3 ~ 5.7g，与蔬菜相当。此外，老南瓜的蛋白质、胡萝卜素、钾、磷、膳食纤维的含量均高于嫩南瓜。建议"糖友"们把老南瓜当粮食吃，嫩南瓜当蔬菜吃。

3. 丝瓜

营养档案：丝瓜中糖类的含量仅为 4.3%，100g 丝瓜仅提供 26 千卡热量，是热量较低的瓜类蔬菜。

对糖尿病的好处：丝瓜中含有的木聚糖能结合大量水分，增加食物在消化道内的黏稠度，增加食糜在肠道的停留时间，延缓餐后血糖升高的速度，有利于控制餐后血糖。经常食用丝瓜，可补充机体的锰、锌、铜等元素，有助于糖尿病的辅助治疗。

第七节　高血压肾病

【教您认识高血压肾病】

像湍急的河流会对河床和堤岸造成冲刷损害一样，未经控制的高血压可损伤肾脏，首先是损伤肾细小血管的内皮细胞和平滑肌细胞，使之发生透明变性，并逐渐波及血管壁中层，同时有纤维增生、管壁变厚变硬、管腔逐渐狭窄，导致肾脏逐渐缺血，功能逐渐受损和缺失，当肾脏剩余的功能实在不能满足全身代谢需要时，就发生了肾衰。这就是高血压肾病。按其病情又

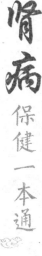

可分为良性小动脉性肾硬化和恶性小动脉性肾硬化。

良性小动脉性肾硬化占高血压肾病的绝大多数，病情随年龄增长而发展，在长期高血压的基础上再加上老龄化，导致血管老化缓慢发展。轻度高血压者，一般不会导致肾功能不全，中度以上的高血压就可以发生肾功能减退。良性小动脉性肾硬化，早期肾脏外观大小还正常，晚期则有轻中度萎缩，表面有细颗粒状突起使肾脏变得凹凸不平。

恶性小动脉性肾硬化，多由难以控制或被忽略的原发性高血压演变而来，或由继发性高血压而来。血压持续明显升高，心、眼、脑、肾都出现病损，尤以肾损害更为突出。这时的肾脏外观大小还正常，表面有蚤咬样出血点，肾内有广泛的坏死，如不进行有效治疗，病情会急剧恶化，多数会死于尿毒症。所幸，恶性小动脉性肾硬化现已经很少见。

一、未病期

◉ 高血压与肾病您了解多少

高血压是指收缩压 ≥ 140mmHg 和（或）舒张压 ≥ 90mmHg。偶然测得一次血压升高不能诊断，应以非服药情况下 2 次或 2 次以上非同日多次重复测量所得的平均值为依据。一般情况下血压水平随年龄增加而增高，尤其是收缩期高血压，故老年人高血压多见。

一般认为是在一定遗传背景下加上多种后天环境因素造成，此种情况可称为原发性高血压。在不足 5% 的患者中，可找到明确而独立的病因，血压升高只是它的一种表现，所以又叫作继发性高血压，如果病因得以去除，则高血压就可以治愈。而原发性高血压则不能根治，它的起病和进展均较缓慢，又称良性高血压。1% ~ 5% 的高血压患者病情可急剧发展，血压显著升高，舒张压可持续 ≥ 130mmHg，出现严重头痛、视力模糊，如不给予及时有效的治疗，可能在短期内死于肾衰、脑卒中或心力衰竭。这种情况又称为恶性高血压。

持续血压升高不仅引起高血压本身的症状，还是多种心脑血管疾病的危险因素，可影响心、脑、肾的功能，最终导致这些器官功能衰竭。

高血压与肾脏关系密切，不仅是因为肾脏血液供应丰富，正常人在安静状态下每分钟流经两侧肾脏的血液有 1000 ~ 2000mL，相当于心脏每跳动一次所搏出血液的 20% ~ 50%，还因为肾脏可分泌多种激素，如肾素、前列腺素、激肽等，这些激素通过对体内的水、纳、血管的收缩与舒张的调节而影响着全身的血压。

◉ 教您区分肾性高血压与原发性高血压

肾性高血压因为症状不明显，很容易与原发性高血压混淆，从而耽误患者的治疗，所以一旦发现高血压，就应到肾内科检查，确定是否是肾性高血压。这项肾脏检查比较简单，一般情况下，常规的尿液分析和肾功能的检测就可以了。因此，肾病患者在疾病控制上，不应仅仅关注肾脏，还应密切监测血压，血压一旦升高，就要及时严格控制，这样有助于心肾的双重保护。

◉ 肾病患者为什么要严格控制高血压呢

近几年来，肾病患者人数逐渐增加，而这种增加是与高血压息息相关的。调查发现，每 6 个人中就有 1 个高血压患者。而在高血压患者中，只有 7% 的人知道自己患有肾病。

高血压和肾病常常是"形影不离"，互为因果。一方面，肾病患者由于肾脏结构和功能的改变，会引发全身血管阻力和血容量的增加，从而导致血压升高；另一方面，血压的升高，会使心脏功能和结构发生改变，加重动脉硬化病增加发生各种并发症的危险性，最终将进一步损伤肾脏。

高血压可出现在肾病综合征、慢性肾炎、慢性肾衰等多种肾病过程中，其比例是相当高的。随着病情的发展，在肾病中后期，伴有高血压的比例会更高。一般慢性肾衰患者都会出现不同程度的高血压。据有关数据显示，慢性肾病患者死于心脏猝死和卒中的比例是健康人群的 10 倍。

◎ 肾病患者怎样控制高血压

1. 要树立良好的生活方式——管住嘴、迈开腿，养成健康的饮食习惯，少吃脂肪、甜食和盐；多吃蔬菜、水果；切忌暴饮暴食；不吸烟、不酗酒。

2. 要进行适当的体育锻炼，以增强体质，使血压得到控制。但体育锻炼也要量力而行，对于中老年人来说，散步是最合适的。

3. 患者还应及时咨询医生，通过服用降压药来维持血压的稳定。在高血压药物的选择上，要特别慎重，因为有些药物会对肾功能产生不良影响。

◎ 防治高血压损害肾脏的方法有哪些

虽然受到高血压损害的肾脏不那么好处理，但预防肾脏受损不仅是可以办到，而且是一件容易办的事。

不要一提到治疗高血压，就立即想到降压药。患者首先要改变饮食习惯，更多地活动身体，如果有超重还应当减少体重，只是在必要的情况下，再考虑采用药物降低血压。

1. 非药物疗法

非药物疗法是消除可能引发血压升高的因素。

（1）避开所有含脂肪和胆固醇过高的食物。

（2）多进行运动。

（3）防止身体超重，经常运动是减少体重的最好办法。

（4）低钠饮食。大多数高血压患者都应该限制饮食中的钠盐，每天食盐不超过 6g。

（5）尽量限量饮酒。

（6）如果有高血压的家族史，要注意改善生活习惯。

（7）戒烟有助于降低血压，并可明显地降低发生心脏病和引起心脏病发作的危险。

（8）要注意舒缓精神状态，例如每天练气功、听音乐、唱歌等。

2. 药物治疗

如果在只有用药情况下，患者的血压才能得到满意的控制，那么在患者的余生中就只好经常用药物治疗了。药物的种类、药物的选择在治疗中将会为您介绍。

◉ 肾病患者血压控制在多少为宜

众所周知，肾病患者一定要控制好血压，但很多人却并不了解应该将血压控制到多少比较适合。经过研究发现，当血压控制在 130/80mmHg 以下时，心脑肾血管疾病的发病率最低。

有糖尿病的高血压患者，血压还应该控制得更低一些，血压小于130/85mmHg。高血压肾功能损害的患者，血压应控制在（125 ～ 130）/（70 ～ 85）mmHg 以下，才能延缓肾功能损害的发展。

◉ 您知道如何测量血压吗

1. 水银血压计

目前，测量血压时，使用最多的是水银血压计，测量方法如下：

（1）患者取坐位或卧位，暴露一臂，袖口不能太紧，伸直肘部，手掌向上。

（2）放平血压计，打开盒盖呈 90° 垂直位置。驱尽袖带内空气，平整地缠于上臂中部，袖带下缘距肘窝 2 ～ 3cm，松紧以能放入一指为宜。

（3）戴好听诊器，将听诊器紧贴肘窝内侧肱动脉处。另一手关闭气门上螺旋帽，握住输气球向袖带内打气至肱动脉搏动音消失，再升高20 ～ 30mmHg，然后慢慢放开气门，使汞柱慢慢下降，并注意汞柱所指的刻度。当听到听诊器中第一声搏动，此时汞柱所指的刻度即为收缩压。随后搏动声继续存在并增大，当袖带内压力逐渐降至与心脏舒张压力相等时，搏动音突然变弱或消失，此时汞柱所指刻度即为舒张压。

（4）测量完毕，排尽袖带内余气，拧紧气门上螺旋帽，解开袖带，整理妥善，放入盒内，防治压碎玻璃。

（5）记录方法采用分数式，即收缩压/舒张压毫米汞柱。

2. 家用电子血压计

目前市面上最常用的也最受欢迎的电子血压计有两种，即上臂式电子血压计和手腕式电子血压计。其实电子血压计并不是全都像大家说的那样测量不精准，只要买的产品正规，质量也好，测量准确性还是可以的，而且作为家用血压计也最适合。电子血压计，设计轻巧，携带方便，操作也方便。电子血压计属于电子类产品，使用过程中比较容易受各种因素的影响导致结果误差，但若正确使用，误差是不大的。

◉ 高血压肾病的预防护理

高血压肾病的早期预防十分重要，常见的预防措施有以下几点：

1. 年龄在 40～50 岁以上，高血压病史 5～10 年以上，如果确定为微量白蛋白增加，应高度警惕。

2. 夜尿增多，出现蛋白尿或短暂性血尿，要常查肾功能、尿蛋白定性、24 小时尿蛋白定量，注意测量血压、做眼底检查。

3. 保持大便通畅。

4. 避免接触重金属、有毒物及可能损害肾的药物。

二、既病期

◉ 高血压肾病的诊断要做哪些检查

1. 血压监测

随时随地了解血压变化，并据此及时调整自己的生活、工作、活动方式及服药剂量，以使血压稳定在最理想水平。

2.尿液常规检查

尿液检测时，如无特殊要求，以晨尿标本为好。成年女性留尿应避开月经期，并防止阴道分泌物污染。男性应避免前列腺液或精液混入，最好留取中段尿送检。此外，留样本前应避免剧烈运动。

3.肾小管功能检查

（1）尿比重：尿比重是指在4℃条件下尿液与同体积纯水的重量之比。可由比重计测定，正常值为1.015～1.025之间。

（2）昼夜尿比重实验：实验时正常进食。上午8时排尿弃去，自10时、12时，下午2时、4时、6时、8时及次日上午8时的排尿收集起来，准确测尿量及比重。

（3）尿渗透压：反映尿中溶质离子的含量，应用冰点渗透压计测量。

（4）酚红排泄实验：方法是静脉注射酚红前30分钟先饮水300～400mL，以保证有较多的尿量，20分钟后排空膀胱。注射酚红1mL，于15、30、60及120分钟各留尿1次，测定尿中酚红含量。

4.肾小球功能检查

（1）血尿素氮。

（2）血尿酸。

（3）血肌酐。

（4）肌酐清除率。血肌酐和肌酐清除率是世界通用的判定肾功能的指标。

（5）微球蛋白。

5.肾血流量的测定

高血压肾病主要的病理变化是肾缺血，故测定肾血流量是最直接的方法。常用的方法有：

（1）对氨基马尿酸盐清除试验。

（2）放射性核素肾图检查。

6. 肾脏超声检查

肾 B 超检查无痛苦、无创伤，不受肾脏功能的影响，检查迅速、可重复、价格低廉，城乡均可开展，应作为一项常规检查。可判断肾脏的形态、大小、血流情况等。但对早期高血压肾病的诊断意义不大。

◉ 如何判定一个高血压患者是不是有高血压肾病

以下有 7 个标准供参考：

①年龄在 40 ～ 50 岁以上的原发性高血压患者。

②有高血压心脏扩大、心功能不全、脑动脉硬化和（或）脑血管意外者。

③有持续性蛋白尿而尿中细胞等有形成分少。

④出现蛋白尿前一般已经有 5 年以上的持续性高血压病史。

⑤有眼底的视网膜动脉硬化。

⑥肾小管损害在先，肾小球损害在后。

⑦必须排除其他的肾脏疾病。

若能符合以上 7 条，基本就可判定患者发生了高血压肾病、良性小动脉性肾硬化。

◉ 高血压肾病的临床表现有哪些

高血压肾病起病缓慢、病程漫长。患者及家属均应了解其发病的常见表现，以便尽早发现、尽早治疗，减轻身心疾病，提高生活质量。其临床表现，基本上可分为两大类：高血压的征象和肾脏病的征象。

1. 高血压的表现

原发性高血压通常起病缓慢，可有头痛、眩晕、气短、颈项发紧、疲劳、心悸、耳鸣、睡眠欠佳等。有的人可于劳累、饱餐或情绪激动时有心前区憋闷不适，甚至出现心绞痛。长期高血压后，血压常相对高而稳定，即使血压较高也可无自觉不适。

2. 肾脏表现

（1）夜尿增多：当病情持续进展，损伤到肾脏时，最先出现的症状是肾小球功能减退、夜尿增多。患者常起夜小解数次，小便清长，尿量可达1升以上。还会有口干、口渴的感觉而大量喝水，导致越尿越渴、越喝越尿。

（2）蛋白尿和血尿：一般可看到排尿中冲起的泡沫较多且难以消失。

（3）肾功能不全（氮质血症和尿毒症）：随着肾缺血的继续加重，肾脏的储备功能丧失时，就到了肾功能不全阶段。此时，肾脏的全部功能如生成尿液、排泄水分及代谢废物、毒物、排酸、内分泌、促进造血等功能均受损伤，导致机体出现一系列的表现。

（4）胃肠道表现：食欲不振出现最早，伴有恶心、呕吐、腹泻等，口中有尿味，严重者可有胃及消化道出血。

（5）皮肤表现：常有皮肤瘙痒且有时难以忍受，面部皮肤色深并萎缩干燥，面部皮下有浮肿感。少数重症且未经治疗者皮肤毛孔可有尿素渗出，形成的白色结晶又称尿素霜。

（6）贫血：由于肾脏不能产生足够的促进细胞生成素，再加上患者的厌食、营养欠缺，甚或胃肠道出血，所以肾功能不全者均有贫血症状，并且贫血的程度常与肾虚程度相平行。

（7）心血管症状：患者心慌气短、胸闷、咳嗽，或咳出粉红色泡沫样痰，下肢乃至全身浮肿，患者就会出现心前区疼痛，这常是病情危重的信号。

（8）神经精神症状：肾功能不全早期常出现疲乏、失眠、头痛、头晕，注意力不能集中，其后还可以出现性格改变、抑郁、记忆力减退、判断错误、对外界反应淡漠，重者会有谵妄、昏迷等。

（9）酸中毒：由于肾脏不能排出机体新陈代谢所产生的酸性物质，致使在血内蓄积造成酸中毒。轻度酸中毒患者多能耐受，较重者就有呼吸深长、食欲不振、恶心呕吐、虚弱无力，严重者可有昏迷、血压下降。这也是造成患者死亡的常见原因之一。

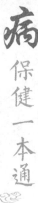
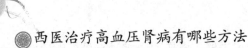

◎ 西医治疗高血压肾病有哪些方法

常言道，治病要治本、斩草要除根。对高血压肾病要因果兼治，即从治疗高血压和治疗肾损伤两个方面进行，以期达到最好的治疗效果。

1. 针对高血压

一般认为应将血压降至正常水平，即小于 140/90mmHg。怎样才能达到目标呢？可选用的降压药共有六类：利尿剂、肾上腺素受体阻滞剂、神经抑制剂、钙离子拮抗剂、血管紧张素转换酶抑制剂、血管紧张素受体抑制剂。那每个患者如何选择合适的降压药呢？应从患者的年龄、有无危险因素、伴随疾病、生活方式及经济承受能力等方面综合考虑，同时应把握以下原则：一是降压的同时还应该能够保护肾脏，二是降压的同时没有损害肾脏的副作用，三是药物的排泄最好主要不经过肾脏，药物最好能通过肝、肠胃等进行排泄，以免加重对肾脏的损害。还应注意的是，血压得到满意控制后，可逐渐减少药物剂量，但切忌突然停药。

2. 针对肾病

高血压肾病的主要病变是肾动脉和肾小球硬化、肾缺血。应该说，目前还没有特效药物使肾脏病变痊愈，应采取综合措施以尽量使肾缺血减少，肾硬化延缓，保护肾功能。注意合理膳食，患者应进食低盐、低蛋白、低磷、低脂肪饮食。应将每日食盐量控制在 6g 之内。一般情况下，每天每千克体重有 0.5～0.6g 蛋白即可满足基本需要。

◎ 中医高血压肾病食疗保健方有哪些

1. 芹菜粥

用料：新鲜芹菜 60g，粳米 50～100g。

制作：将芹菜洗净、切碎，与洗净的粳米同入砂锅内，加水 600g 左右，同煮为菜粥。

食用：此粥作用较慢，需要频服久食方可有效，应现煮现吃，不宜久放。每天早晚餐温热服用。

功效：清热平肝，固肾利尿，适用于肾性高血压、糖尿病。

2. 菊花粥

用料：菊花末 15g，粳米 100g。

制作：菊花去蒂，晒干研粉。粳米加水适量，用武火烧沸，改用文火慢熬，粥将成时调入菊花末，稍煮片刻即可。

食用：每日 2 次，早、晚食用。

功效：清热散风，清肝火，降血压，适用于肾性高血压患者，血压升高、头痛眩晕时服用。

3. 绿豆海带粥

用料：绿豆、海带各 100g，大米适量。

制作：海带切碎，与其他两味同煮成粥。

食用：长期当晚餐食用，根据患者饭量而定量。

功效：清热解毒，软坚利水，降脂降压，适用于肾病引起的水肿、小便不利，伴高血压、高脂血症等病症。

4. 荷叶粥

用料：新鲜荷叶 1 张，粳米 100g，冰糖适量。

制作：将鲜荷叶洗净煎汤，再用荷叶汤同粳米、冰糖煮粥。

食用：可作清凉解暑饮料，或作点心供早晚餐，温热食。

功效：清暑利湿，升发清阳，止血，降血压，降血脂，适用于肾性高血压以及夏天感受暑热致头昏脑涨、胸闷烦渴、小便短赤等。

5. 醋泡花生米

用料：花生米 400g，醋 300g。

制作：将花生米浸泡入醋中，7 天后取出。

食用：每晚 7 粒。

功效：适用于肾性高血压。

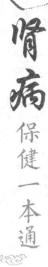

6. 淡菜荠菜汤

用料：淡菜、荠菜或芹菜各 10 ～ 30g。

制作：每日煮汤喝。

食用：15 日为 1 个疗程。

功效：对降压有效，适用于肾性高血压。

7. 山楂粥

原料：山楂 30 ～ 40g，粳米 100g，砂糖 10g。

制作：先将山楂入砂锅煎取浓汁，去渣，然后加入粳米、砂糖煮粥。

用法：可在两餐之间当点心服食，不宜空腹食，以 7 ～ 10 天为 1 个疗程。

功效：健脾胃，消食积，散瘀血。适用于高血压、冠心病、心绞痛、高脂血症以及食积停滞、腹痛腹泻、小儿乳食不消等。

⊛ 中医辨证食疗效果好

1. 阴虚阳亢证——山楂荷叶汤

原料：山楂 30g，荷叶 12g。

做法：山楂、荷叶洗净，入锅，加清水 500mL，煎至 200mL，去渣取汁。

吃法：喝汤，每日 1 ～ 2 次，7 日为 1 个疗程。

功效：清热升阳，活血化瘀。适用于阴虚阳亢之肾性高血压伴头痛者。山楂味酸甘，性微温，具有消食化积、散瘀血、驱绦虫的功效，加上荷叶清暑利湿，升阳止血，二者共用，有清热升阳、活血化瘀之功，适用于肾性高血压患者食用。

2. 肝肾阴虚证——淡菜皮蛋粥

原料：淡菜 15g，松花蛋 1 只，大米 100g。

做法：将松花蛋去皮洗净，切成碎块；大米淘洗干净；淡菜洗净备用。淡菜、松花蛋、大米一同下锅，加水适量，煮成稀粥，加味精和盐少许，调味即成。

吃法：每日分 2 次服用。

功效：滋养肝肾，清利头目。适用于肝肾阴虚之肾性高血压伴眩晕、耳鸣等症。

3. 气阴两虚证——海参鸽蛋

原料：水发海参 500g，鸽蛋 6 个，枸杞子 15g。

做法：将海参纵向切成条，沸水烫透，鸽蛋煮熟去壳；将锅内放素油烧热，投入葱、姜、料酒、酱油，倒入汤料烧开，拣去葱姜，放海参烧一会儿，再放鸽蛋、枸杞子，烧开后放味精，淋入香油即成。

吃法：当菜肴分 1 ~ 2 次吃，可常服。

功效：滋阴养血，软化血管，降压健脑。适用于气阴两虚之肾病伴高血压、高脂血症、血管硬化、冠心病等。

4. 脾肾阳虚证——核桃栗子粥

原料：核桃 50g，栗子 50g，粳米 50g，白糖适量。

做法：将核桃仁及栗子去皮后切碎，与粳米一同入锅，加水适量煮粥，将熟时放入白糖稍煮即成。

吃法：可供早晚餐食用。

功效：健脾补肾，利水降压，适用于脾肾阳虚型的肾病、耳鸣、耳聋、疲乏、腰膝酸软、高血压、高脂血症等病症。

🔘 肾性高血压的茶饮调养方

1. 菊花乌龙茶

杭白菊 10g，乌龙茶 3g。用沸水冲泡饮用，频服。具有平肝明目、生津止渴、降压降脂的功效，适用于肾性高血压、阴虚阳亢所致的头晕头痛、心烦失眠、口苦口干等。

2. 陈皮茶

陈皮 6g，绿茶适量。陈皮洗净、切丝，与绿茶入锅，加水适量煎 5 分钟即成。每日数次饮用。具有平肝降火、和胃的功效，适用于肾性高血压属肝阳上亢证，头晕眼花、心情急躁、口渴面红、舌红脉弦等。

◉ 高血压肾病患者吃什么对身体好

1. 补充优质蛋白和维生素

高血压肾病患者宜多吃富含优质蛋白和维生素的食物，如鱼、鸡蛋、瘦肉、豆腐及其他豆制品等。富含维生素的食物包括各种蔬菜及水果。

2. 多食含钾食物

高血压肾病宜多食含钾食物（注意：适用人群是肾功能正常者）。因为钾在体内能缓冲钠的作用。这类食物有：黄豆、小豆、番茄、西葫芦、芹菜、鲜蘑菇及各种绿叶蔬菜；水果有橘子、苹果、香蕉、梨、猕猴桃、柿子、菠萝、核桃、西瓜等。

3. 常吃有降血压、血脂作用的食物

应常吃有降血压和降血脂作用的食物，如芹菜、白菜、白萝卜、胡萝卜、海蜇、海带、洋葱、大蒜（大蒜制品）、山楂、荸荠、香蕉等。

◉ 高血压肾病饮食注意事项

1. 限盐

饮食宜清淡，少吃咸食；少吃味精、酱油、咸菜、番茄酱、酱菜等腌制品；少吃香肠、酱牛肉、午餐肉、烧鸡等熟食冰冻食品、罐头食品及方便快餐甜品；少吃零食、冰激凌、饮料等。世界卫生组织规定：每人每日摄盐量在6g以下。对于高血压肾病患者来讲，每日摄盐量在2～3g为宜。摄入食盐量过多，会使血管硬化和血压升高，限盐不仅可提高降压药物的疗效，还可减少降压药物的剂量，从而减少药物副作用。

2. 限脂

高血压肾病患者应该限制脂肪的摄入量，尤其是动物性脂肪，含胆固醇较高，可加速动脉硬化。

3. 限糖

高血压肾病患者要少吃甜食，甜食含糖量高，可在体内转化成脂肪，容易促进动脉硬化。

4. 戒烟酒

高血压肾病患者应戒烟酒，因为烟酒的摄入会引起心、脑、肾多器官的损害。

第八节 狼疮性肾炎

【教您认识狼疮性肾炎】

系统性红斑狼疮（SLE）是一种病因未明、全身性多系统、多器官受损害的自身免疫性疾病。狼疮性肾炎（LN）是系统性红斑狼疮常见而严重的内脏损害，也是导致系统性红斑狼疮最主要的死亡原因之一。并且随着目前系统性红斑狼疮的其他临床表现易于控制，肾炎成为主要的难治症状。系统性红斑狼疮患者起病后并发肾炎的概率为 95% ～ 98%，也可以说红斑狼疮患者几乎都患有狼疮性肾炎。并且几乎所有系统性红斑狼疮患者如做肾脏穿刺，在病理上都有不同程度的肾小球异常。临床上以狼疮性肾炎为系统性红斑狼疮初发表现者占 5% ～ 25%。其临床症状绝大多数出现在系统性红斑狼疮后 1 ～ 4 年内，病变部位主要在肾小球，肾小管和间质病变也较常见。其中，以免疫复合物介导的肾小球肾炎最为常见，主要表现有蛋白尿、血尿、高血压、浮肿及肾功能障碍等。

【教您了解狼疮性肾炎的病因】

红斑狼疮的病因和发病机制尚未完全阐明，目前多认为与自身抗体、免疫功能异常、免疫调节障碍、自身免疫功能紊乱的促发因素有关。就自身免疫功能紊乱的促发因素而言，有遗传、体质、环境因素等。该病患者近亲发生率高达 5% ～ 12%，同卵孪生发病率为 60%，异卵孪生发病率仅有 3%，说明本病与遗传因素密切相关。此外，女性发病率高于男性，提示雌激素与本病的发生有关。环境因素（如病毒感染）、药物因素（如异烟肼、甲基多巴、奎尼丁等），日光紫外线照射等也有一定的影响。

【中医是怎样认识狼疮性肾炎的呢】

狼疮性肾炎涉及各个系统的病变，中医难以用单一的病名概括。因其有乏力、泡沫尿、血尿、水肿、肾衰等表现，可归属于中医学"虚劳""尿浊""尿血""水肿""癃闭"等病证进行辨证论治。又如皮肤损害为主要表现的，类似中医的"斑疹"；以关节损害为主的，类似"痹证"。本病病机主要责之于肝肾阴虚或脾肾气虚，导致精微不固，或为虚火所扰，或为气虚不摄。日久可阴虚及阳，气病及血，出现阴阳两虚或气虚血瘀之证。

一、未病期

◎ 发病前的预防很重要

本病发病以年轻女性多见，男女比例为 1：9，发病年龄多为 15 ～ 35岁。发病前预防除参照系统性红斑狼疮的发病前预防措施外，狼疮性肾炎患者更应注意休息，避免各类容易诱发系统性红斑狼疮活动的原因，如各种感染。一旦出现发热、咽痛、咳嗽、尿频、尿急、尿痛等感染表现时，除了常规检查外，应及时化验尿常规，以观察是否有尿蛋白增加、血尿等肾炎复发的表现。即使病情稳定的患者也应定期检查 24 小时尿蛋白定量及双链 DNA抗体，尽早发现病情是否活动。

◎ 致残分析：SLE 的临床病变差异较大

1. 关节病变一般较轻，骨变化大多因为激素治疗导致骨质疏松、骨坏死，极易发生病理性骨折而出现功能障碍。

2. 大部分呈亚急性发病的患者，相继出现多脏器损害，经治疗或不经治疗病情常可缓解，但在某些因素作用下可复发，如此发作与缓解交替，常须终生治疗。因此，可严重影响人们的日常生活与活动。

3. 少数暴发型来势凶猛，高热 40℃ 以上，多脏器同时受累，并迅速出现功能衰竭，如不积极抢救，多在数周内死亡，危害性极大。

◉ 给您介绍几种中医预防护理方法

1. 调适七情

不良的情绪刺激可以影响人体自身免疫力，导致疾病发生、影响病情。因此，保持积极乐观的情绪对维持机体的正常免疫调节功能、促进病情好转是很重要的。

2. 坚持锻炼身体

体育锻炼或参加适宜的体力劳动是增强体质、提高机体抗病能力的重要方法。如做传统保健运动，练习气功、导引，散步等均可调畅全身气血，促进身体健康。

3. 劳逸结合、规律饮食

中医历来主张饮食有节，起居有常，不妄作劳是强身健体的主要措施，生活规律，节制饮食，劳逸适度，才能保持精力充沛和体魄健壮，避免外在致病因素的侵袭。

4. 避免外邪侵袭

例如当夏季到来时，阳光直射，容易加剧 SLE 患者的皮肤损害，如寒冷、X 射线等过多暴露接触，也能引起本病的加剧，不可忽视。

二、既病期

◉ 诊断狼疮性肾炎要做哪些基本检查

1. 验尿

出现红细胞和蛋白质，说明肾脏受到累及。

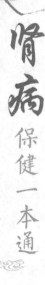

2. 验血

如果血肌酐和尿素氮的含量增高，说明肾功能正在下降，这时医生可能要进一步检查患者肾脏清除肌酐的能力，即肾小球过滤率。

3. 肾活检

可能对相当多的病例，肾活检是一个关键性的检查项目。

◎ 狼疮性肾炎为什么必须做肾活检

狼疮性肾炎临床症状轻重不一，更重要的是肾脏病变亦不相同，肾活检可以判断出不同的病理类型以及活动性和慢性化情况。如果按照临床经验来治疗，可能疗效不好，病情活动得不到控制，错过治疗的最好时机，还会因为不当用药带来不必要的药物不良反应。因此，狼疮性肾炎的治疗必须按"型"来治疗，根据肾损害的特点选择最佳的治疗方案，以获得最好的疗效。所以，只要没有肾活检的禁忌证，原则上狼疮性肾炎均须行肾活检。

◎ 狼疮性肾炎的主要临床表现有哪些

临场表现也多种多样，根据狼疮性肾炎的病理改变及预后的不同，临床表现上大致可分为 6 类。

1. 轻度损害型

此型占 35% ~ 50%，临床症状不明显，仅有尿常规异常，蛋白尿为 + ~ ++，或每 24 小时尿蛋白小于 1g，镜下血尿，肾功能正常，预后较好。

2. 肾病综合征型

此型占 20% ~ 40%，呈典型肾病综合征表现，但血胆固醇正常，伴血压升高、肾功能损害，预后较差。

3. 慢性肾炎型

此型占 30% ~ 50%。有高血压，不同程度蛋白尿，尿中有大量红细胞及管型，肾功能明显减退，甚至出现肾衰，预后差。

4. 急进型

病情发展迅速，肾功能很快恶化，尿蛋白、红细胞管型增多且常伴有发热及其他狼疮活动表现，常在短期内进入肾衰。

5. 肾小管损害型

一般肾小管内间质病变以远端肾小管损害多见，可出现完全性或不完全性肾小管酸中毒、尿浓缩功能不全及夜尿等。此型一般与其他类型合并存在。

6. 抗磷酸抗体型

抗磷酸抗体阳性，临床上主要表现为血管血栓形成、血小板减少及流产倾向，肾血管血栓形成引起肾功能损害甚至肾衰。

◎ 狼疮性肾炎的诊断要点是什么

系统性红斑狼疮的诊断采用美国风湿学会（ARA）1997 年再次修订的诊断标准，共 11 项：

①颧颊部红斑。遍及颧部的扁平或高出皮肤的固定性红斑，常不累及鼻唇沟部位。

②盘状狼疮。隆起红斑上覆有角质性鳞屑和毛囊栓塞，旧病灶可有皮肤萎缩性瘢痕。

③光敏感。日光照射引起皮肤过敏。

④口腔溃疡。口腔或鼻腔部无痛性溃疡。

⑤非侵蚀性关节炎。累及 2 个或 2 个以上周围的关节，特征为关节肿痛或渗液。

⑥胸膜炎或心包炎。

⑦蛋白尿（> 0.5g/d）或尿细胞管型。

⑧癫痫发作或精神病除外药物或已知的代谢紊乱。

⑨溶血性贫血或白细胞减少，或淋巴细胞减少，或血小板减少。

⑩抗 ds-DNA 抗体阳性，或抗 Sm 抗体阳性，或抗磷脂抗体阳性。

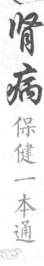

⑪抗核抗体阳性。

以上 11 项指标中有 4 项或 4 项以上即可确诊断。对狼疮性肾炎除符合系统性红斑狼疮的诊断标准外，尚应具有肾脏累及的表现，并应对肾脏病理损害类型及程度做出诊断。

◉狼疮性肾炎的主要病理类型有哪些

狼疮性肾炎的病理表现有很多种，但常缺少特征性。因此，世界卫生组织的专家根据光镜、电镜及免疫荧光检查的结构，从病理形态学进行了归类。

Ⅰ型（轻微病变狼疮性肾炎）：在光镜下肾组织正常，免疫荧光检查见系膜免疫复合物沉着。

Ⅱ型（系膜增生性狼疮性肾炎）：光镜下可见单纯系膜细胞增生或（和）基质增宽伴系膜免疫复合物沉积。免疫荧光、电镜可见内皮下、上皮下少量免疫复合物沉积，光镜下不可见。

Ⅲ型（局灶性狼疮性肾炎）：光镜下不到 50% 肾小球有病变，呈节段性系膜细胞增生，纤维素样坏死，也有内皮细胞增生、坏死及中性白细胞浸润，局灶硬化或新月体形成。电镜及免疫荧光检查可见系膜中或内皮下有免疫复合物沉着。

Ⅳ型（弥漫性狼疮性肾炎）：光镜下病变波及整个肾小球系膜细胞及内皮细胞弥漫性增生，上皮呈节段性和小范围的增生，新月体形成，白细胞浸润；坏死性和硬化性病变，有"白金耳环"形成。电镜及免疫荧光检查，免疫复合物增多。

狼疮性肾炎的病例改变不是一成不变的，在病程进展和治疗过程中可以互相转化。

◉狼疮性肾炎的治疗原则有哪些

本病的治疗原则根据肾外症状及肾脏表现来决定，具体如下：

1. 早期治疗

这是取得较好疗效的关键。即使临床症状表现轻微，甚至无明显临床表现，也可根据病理改变或血液免疫学检查给予早期治疗。

2. 个体化用药

治疗应根据肾脏损害的病理类型及病变的活动性指导个体化用药。如微小病变型可不需要特殊治疗，仅给予控制全身表现的激素量即可，而弥漫增生性肾炎应积极强化治疗。

3. 联合治疗

由于本病病理类型复杂及各类型可相互转化，故临床用药多采用多种药物联合治疗。如以肾上腺皮质激素为主，联合使用免疫抑制剂、抗凝药物、抗血小板药物及中草药等。联合用药还可以减少激素的剂量，缩短疗程，减少不良反应，同时可使病情严重而单用激素无效者，大大改善病情。

4. 血液透析或血浆置换术

对有肾衰并有血液透析指征者可考虑血液透析；对弥漫增生性狼疮肾炎活动期，并伴有肾衰者，可采用血浆置换术。

◉ 狼疮性肾炎预后如何

本病是一种反复发作的进展性肾脏疾病，预后差异性较大，与临床表现、有无中枢神经系统及心脏累及、病理类型及程度等相关。对肾功能正常者，5 年或 10 年存活率分别达 90% 和 85%。影响预后的因素有：

1. 青年男性肾衰患者的危险性高。

2. 肾脏病变以 I 型、II 型、III 型预后较好，5 年中 85% ~ 90% 患者的肾功能可良好；IV 型最差，5 年存活率仅 20% ~ 40%。

3. 病变持续活动或反复发作者预后较差。

4. 早期治疗及充分控制病变活动期者预后较好。

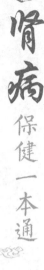

◉ 狼疮性肾炎的一般治疗方法有哪些

1. 去除诱因

及时去除对日常生活中能够诱发或加重系统性红斑狼疮的各种因素，如避免日光暴晒，避免接触致敏的药物（染发剂和杀虫剂）和食物，减少刺激性食物的摄入，尽量避免手术和美容，不宜口服避孕药等。

2. 休息和锻炼

在疾病的开始治疗阶段休息十分重要，但当药物已充分控制症状后，应根据患者的具体情况制订合理的运动计划，可参加适当的日常工作、学习，劳逸结合，动静结合。

3. 精神和心理治疗

避免精神刺激，消除各种消极心理因素，患者既要充分认识到本病的长期性、复杂性和顽固性，又不要对前途和命运担忧，无论病情是否缓解，都应定期到专科医生处进行长期随访，及时得到指导，才能巩固疗效，达到最佳的治疗效果。

4. 患者自我保护

避免紫外线照射，避免日光照射，以防光过敏；尽量防止感染，一旦感染后应及时去医院就诊，及时控制感染，以免病情反复；平时适当使用提高免疫力的药物，同时还应调整心理状态，保持愉快的情绪。

5. 药物和饮食

许多药物能诱发与加重 SLE，要尽量避免或慎重使用，还有许多食品亦可激发或加重病情，也应慎食或禁食，尤其是无鳞鱼类必须禁食，以免加重病情。

◉ 狼疮性肾炎西医治疗方法

1. 糖皮质激素是治疗系统性红斑狼疮的主要药物，尤其在其他药物疗效不佳或机体重要器官（如心、脑、肾等）受损的情况下更为首选。

2. 免疫抑制剂，一般需与激素合用，远期疗效优于单用糖皮质激素，但须达到一定的累积量。

3. 抗疟药。

4. 大剂量静脉输注免疫球蛋白。

5. 细胞因子。

6. 血浆置换与免疫吸附法。

7. 血干细胞移植。

8. 性激素。

9. 对症治疗。

◉ 中医辨证论治有良方

1. 热毒炽盛证

临床表现：面部或躯干，四肢斑疹鲜红，高热持续不退，烦躁，面赤，口渴，或狂躁谵语，神昏惊厥，或兼鼻出血，尿血，皮肤紫斑，小便黄赤，大便秘结，舌质红绛，苔黄，脉弦细数或滑数。本证多见于狼疮性肾炎的活动期。

治法：清热解毒，凉血消斑。

方药：犀角地黄汤合五味消毒饮加减。生地黄 30g，赤芍 20g，牡丹皮 20g，金银花 30g，连翘 20g，蒲公英 20g，地丁 20g，野菊花 10g，生石膏 30g，紫草 20g，玄参 20g，白花蛇舌草 30g，水牛角粉 5g（冲）。神昏谵语者，加安宫牛黄丸或紫雪丹；惊厥狂乱者，加羚羊角粉、钩藤、珍珠母；鼻出血、皮下出血者，加侧柏叶、生地榆、三七粉等。

2. 阴虚内热

临床表现：低热不退或午后，夜间潮热，或中等程度发热，时高时低，面部或四肢斑疹时隐时现，腰膝酸痛，头晕耳鸣，五心烦热，口干咽燥，盗汗，脱发，月经后期、量少或经闭，小便黄，大便干，舌红少苔，或苔薄，或薄黄，脉细数。

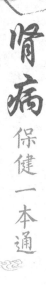

治法：养阴清热，解毒透邪。

方药：青蒿鳖甲汤加味。青蒿 15g，鳖甲 15g（先煎），生地黄 30g，知母 12g，牡丹皮 20g，女贞子 15g，墨旱莲 20g，玄参 20g，麦冬 20g，银柴胡 15g，白薇 15g，地骨皮 15g，白花蛇舌草 30g，忍冬藤 30g。腰膝酸痛加山茱萸、川牛膝、狗脊；关节疼痛加秦艽、石斛；盗汗、五心烦热加黄柏、牡蛎；夜寐不安加炒枣仁、夜交藤、合欢皮、珍珠母等。

3. 气阴两虚

临床表现：全身乏力，纳呆，精神萎靡，心悸，气短，活动后加重，腰脊酸痛，脱发，口干，经常恶风怕冷，自汗盗汗，大便燥结，舌淡或舌质红，舌苔薄白，脉细弱或细数。

治法：益气养阴，滋阴降火。

方药：生脉散合增液汤、补中益气汤加减。西洋参 10g（单煎兑服），麦冬 20g，五味子 10g，黄芪 30g，陈皮 12g，当归 12g，玄参 20g，生地黄 15g，何首乌 20g，枸杞子 15g，山茱萸 12g，山药 15g，白术 12g。恶风怕冷，自汗盗汗者，加牡蛎、浮小麦、麻黄根；腰脊酸痛、脱发者，加川牛膝、菟丝子、狗脊；心慌气短、脉细弱者，可合用炙甘草汤。

4. 风湿热痹

临床表现：四肢肌肉、关节游走性疼痛不适，或多个关节红肿热痛，痛不可触，屈伸不利，可伴有发热，皮疹鲜红或瘀紫夹杂出现，舌红苔薄白或黄燥，脉滑数。

治法：祛风化湿，清热和营。

方药：独活寄生汤、四妙散合白虎桂枝汤加减。独活 20g，桑寄生 30g，苍术 12g，黄柏 12g，薏苡仁 30g，川牛膝 20g，生石膏 30g，知母 12g，桂枝 10g，秦艽 12g，土茯苓 30g，川芎 12g。

5. 肝郁血瘀

临床表现：面部或手足红斑、色暗，胁肋胀痛或刺痛，胸膈痞满，腹胀，纳差，或胁下有痞块，黄疸，或伴泛恶，嗳气，头晕，失眠，女性月经不调甚至闭经，舌质紫暗有瘀斑或瘀点，脉弦细或沉细而涩。

治法：疏肝解郁，活血化瘀。

方药：柴胡疏肝散加减。柴胡 24g，枳壳 10g，白芍 12g，香附 10g，当归 12g，桃仁 10g，赤芍 15g，牡丹皮 12g，延胡索 15g，丹参 20g，郁金 12g，三七粉 3g（冲服），甘草 10g，莪术 6g。

6. 邪毒攻心

临床表现：心悸怔忡，自汗短气，胸闷胸痛，心烦神疲，失眠多梦，面部或躯干，四肢红斑鲜红或暗红，或伴反复发热，面晦唇紫，肢端怕凉、疼痛；病情进一步发展，日久不愈可导致形寒肢冷，面色苍白，喘促不宁，脉细数或细涩结代，甚则大汗淋漓，四肢厥冷，脉微欲绝。

治法：养心安神，活血败毒。

方药：天王补心丹合丹参饮加减。太子参 30g，麦冬 20g，天门冬 20g，五味子 10g，丹参 20g，当归 12g，生地黄 15g，玄参 20g，炒枣仁 30g，檀香 10g，郁金 12g，炙甘草 10g，川芎 12g，莲子心 6g。

7. 脾肾阳虚

临床表现：颜面及四肢浮肿，尤以下肢为甚，腰膝酸软，形寒肢冷，面色萎黄，神疲倦怠，腹胀食少，少尿，严重者可出现悬饮、尿闭，胸憋气促、不能平卧，喘咳痰鸣或腹大如鼓，心悸气促，舌体胖嫩，舌质淡，苔薄白，脉沉细弱。

治法：温肾健脾，化气行水。

方药：附子理中汤合济生肾气丸加减。熟附子 12g（先煎），肉桂 6g，党参 20g，黄芪 30g，白术 12g，熟地黄 20g，山茱萸 12g，山药 15g，茯苓 20g，泽泻 20g，车前子 20g（包），川牛膝 20g。

狼疮性肾炎家庭常备小药箱

常用中成药有：小柴胡丸、昆明山海棠片、紫草丸、逍遥丸、六味地黄丸、龙凤宝胶囊、还少丹、狼疮丸。

第三章 常见肾病防治

265

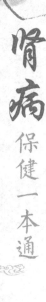

◎ 狼疮性肾炎蟒针疗法

取穴：命门透阳关，身柱透灵台，太冲、曲池、百会、足三里，发热为主配大椎；关节酸痛配合谷、悬钟、阳陵泉；皮损配肺俞、解溪、三阴交；肾脏损害配飞扬、中极；心肺损害配飞扬、中都。

针法：命门透阳关、身柱透灵台用 1.0mm 直径粗针，留针 4 小时，大椎放血，余穴强刺激不留针。

◎ 狼疮性肾炎外治小窍门

1. 肚脐膏

方一：葱青 6g，豆豉 9g，朴硝、鲜车前草各 15g，田螺 4 枚，冰片 0.6g（研末）。将葱青、豆豉、朴硝、车前草、田螺 5 味捣烂如泥，摊在纱布上，先置冰片于肚脐眼，继以覆盖他药，用布帛或胶布固定。本方有清热调气、利水消肿的功效。

方二：田螺、鲜车前草各 20g，大蒜 15g，徐长卿 10g。将田螺去壳取肉，大蒜去皮，徐长卿研末，以上 3 味与鲜车前草共捣烂，敷贴于肚脐眼，覆盖纱布，用胶布固定。本方有清热调气、利水消肿的功效。

2. 外敷法

石蒜 2 个，蓖麻子 30 粒，共捣烂作饼，贴足心涌泉穴，每日 2 次，可使小便增多。

◎ 狼疮性肾炎的护理

1. 护理问题

关节炎及关节疼痛；发热，疲劳不适；皮肤出现光敏感、红斑，鼻腔或口腔的黏膜溃疡、紫斑、水疱、荨麻疹以及血管神经性水肿，约有 20% 的患者会出现雷诺现象；肾功能衰退；心肺功能减退；神经功能异常；营养不良；容易受伤、出血。

2. 护理目标

减轻关节疼痛不适，降低体温，增进身心舒适感，预防皮肤病变恶化，预防肾功能恶化，维护心肺功能，增加安全设施，预防意外发生，维持适当的营养，提高抵抗力，提供精神支持。

3. 护理措施

（1）保护关节，减轻关节的疼痛不适：鼓励患者多休息，但应避免固定不动，平时应维持正确的姿势，每天应有适当的活动，以保持正常的关节活动度，冬天宜注意关节部位的保暖。

（2）降低体温，减轻发热的不适感：对于发热患者，应安排患者卧床休息，调整室温，以促进散热，如果患者没有水肿现象，则增加水分摄取量，以补充发热之水分丧失，给予冰袋使用，以降低体温。

（3）保护皮肤，避免阳光照射：①保持皮肤清洁，干燥；②避免阳光直接照射；③每天检查皮肤，以便发现新的病灶；④局部使用皮质类固醇软膏，以抑制炎症反应；⑤指导患者平时不可任意用药于局部病灶，洗澡水也不可过热，洗澡时避免使用肥皂，以减少对皮肤的刺激。

（4）减轻局部症状：面部出现红斑者，应经常用清水洗脸，保持皮肤清洁，并用30℃左右的清水将毛巾或纱布湿敷于患处，3次/天，每次30分钟，可促进局部血液循环，有利于鳞屑脱落，面部忌用碱性肥皂、化妆品及油膏，防止对局部皮肤刺激或引起过敏。患者有脱发者，每周用温水洗头2次，边洗边按摩头皮。

（5）预防肾功能恶化：当出现肾功能减退时，应减少活动量，尤其在血尿和蛋白尿期间，应卧床休息。每天注意尿量、体重的变化，当有尿量减少、体重增加或浮肿时，应限制水分和盐分摄取量，并将详情告诉医师，严格遵医嘱。

（6）给予精神及情绪上的支持：护理人员平时除了应多给予关怀外，也应给予精神上的鼓励，尽量避免任意在患者面前反复使用"狼疮"一词，以免增加患者的恐惧和不安。

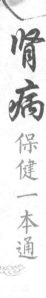

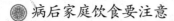

病后家庭饮食要注意

1. 低盐饮食

狼疮性肾炎患者因经常有蛋白尿，造成血浆中白蛋白下降，可出现程度轻重不一的水肿现象，部分患者应限制食盐摄入量，待水肿消退、血压恢复正常后，可进低盐饮食，每日给盐 2g，待尿检正常，才可恢复正常饮食。

2. 掌握蛋白质摄入量

对于已有肾功能损害、尿素氮增高者，应掌握好蛋白质的摄入量。在狼疮性肾炎急性期（水肿初期及含氮物潴留时）予低蛋白质饮食，按成人每日每千克体重给蛋白质 0.8g 计算，每日 40g 左右。当肾功能减退时，应根据肾功能损害程度给予优质低蛋白饮食，限制植物蛋白，如玉米、面粉、豆类制品等的摄入。

3. 注意饮食营养

注意饮食营养，保证足够能量。尤其肾功能减退者，所进饮食要充分满足患者每日的能量需求，可吃含糖类（碳水化合物）多而蛋白质少的一些食物。

4. 减少钾摄入

对"少尿""无尿"及高钾血症者，应减少钾的摄入，限制含钾丰富的食物，如橘子、香蕉、菠菜、油菜、土豆、菜花等；宜食含钾低的食物，如鸡蛋、南瓜、皮蛋、西瓜、苹果等。

5. 少吃脂肪和胆固醇含量高的食物

对于狼疮性肾炎合并高脂血症的患者，应注意少吃脂肪和胆固醇含量较高的食物，如肥猪肉、猪油、动物内脏、鸡油、肥鸭、肥鹅、肥牛、羊肉、带鱼、鳗鱼等。甜食在体内能转化脂肪，也应少食。

家庭饮食调护良方

狼疮性肾炎患者因病变累及肾脏，中医辨证多为湿邪困脾证、肝肾阴虚或脾肾气虚证，也有部分患者因合并感染可出现下焦湿热证或风热犯肺之证。故主要针对这几种证型进行饮食调养。

1. 风热犯肺证

（1）冬瓜粥

原料：新鲜连皮冬瓜100g，或冬瓜子干品15g（鲜品30g），粳米适量。

制作：冬瓜洗净切小块，与适量粳米一并煮为稀粥，随意服用。或用冬瓜子煎水，去渣，同米煮粥。

功效：清热利小便，消水肿，止烦渴。用于口干咽燥，咳嗽咽痒，肢体酸者。

（2）茅根车前薏苡仁粥

原料：新鲜白茅根150g，新鲜车前草叶150g，生薏苡仁100g。

制作：将白茅根、车前草叶加水适量煮30分钟左右，取汁去渣，放入薏苡仁煮粥。

功效：清热利湿。

（3）茅芦竹叶饮

原料：鲜茅根60g，鲜芦根60g，竹叶30g。

制作：将3药混匀，取适量药，以开水沏泡，或水煎取汁，代茶频饮。

功效：清热解表，利尿消肿。

2. 湿邪困脾证

（1）烧三瓜片

原料：瓢瓜（葫芦）250g，南瓜250g，冬瓜250g，苍术25g，生姜15g，茯苓30g，泽泻30g。

制作：先用水煎苍术、生姜、茯苓、泽泻，去渣取汁，备用；将瓜洗净切片，煸煎后，用药汁烧制烹调，加调料适量即成。

功效：健脾化湿，利水消肿。

（2）豌豆棒碴粥

原料：豌豆30g，玉米碴30g，茯苓、白术、川朴各15g。

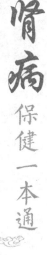

制作：先用水煎煮茯苓、白术、川朴，去渣取汁，再用药汁煮豌豆、玉米碴成粥。

功效：健脾利湿。

3. 下焦湿热证

（1）枇叶萝卜粥

原料：枇杷叶15g（鲜品50g），萝卜100g，粳米60g，冰糖少许。

制作：将枇杷叶（新鲜的应尽量刷去背面的绒毛）加水适量煎汁去渣，入萝卜、粳米煮粥，粥成后加入少许冰糖，煮成稀薄粥。

功效：清热利湿，尤其适用于肺热移于大肠者。

（2）瓜皮荸荠粥

原料：西瓜皮、荸荠适量。

制作：西瓜皮切成块，去翠衣及瓜瓤后，取白色层切丝，加荸荠丝拌匀调味。水肿明显者不加盐。

功效：清热利湿，适用于暑湿入侵者。

（3）白菜薏米粥

原料：大白菜500g，生薏苡仁60g。

制作：将大白菜洗净，切丝备用；用水煮薏苡仁成粥，待粥成加入白菜丝，再煮数沸，待菜熟即成，不可久煮，无盐或低盐食用。

功效：清热利湿，健脾养胃。

（4）泥鳅炖豆腐

原料：泥鳅（去内脏）100g，鲜豆腐100g。

制作：去内脏的泥鳅洗净，与鲜豆腐及适量水同煮熟，食泥鳅、豆腐，喝汤。

功效：健脾益气，利湿热。

◉ 狼疮性肾炎养护穴位按摩

狼疮性肾炎患者可根据自己体质所属证型选取任督二脉及肝经、脾经、肾经的穴位进行按摩，一般每次选 2 ~ 3 个穴位，每个穴位按摩 10 ~ 15 分钟。

肝肾阴虚证：三阴交、肾俞、肝俞、关元、阳陵泉、膈俞、太溪。

肺脾气虚证：风门、大椎、足三里、脾俞、中脘。

热毒内热证：曲池、合谷、风池、百会。

此外，水肿较重者还可参照中医"水肿"论治，选取肾俞、水分、复溜、三阴交、阴陵泉、关元、血海等穴位进行按摩，亦可以艾灸气海、关元。